Wissenschaftliche Beiträge
aus dem Tectum Verlag

Reihe Pflegewissenschaft

Wissenschaftliche Beiträge aus dem Tectum Verlag

Reihe Pflegewissenschaft
Band 3

Frank Grothe

Gesundheit und Motivation in der Pflegeausbildung

Eine standardisierte schriftliche Befragung zu Beanspruchungsmustern von Auszubildenden in Pflegeberufen

Tectum Verlag

Frank Grothe
Gesundheit und Motivation in der Pflegeausbildung
Eine standardisierte schriftliche Befragung zu Beanspruchungsmustern
von Auszubildenden in Pflegeberufen

Wissenschaftliche Beiträge aus dem Tectum Verlag,
Reihe: Pflegewissenschaft; Bd. 3

© Tectum – ein Verlag in der Nomos Verlagsgesellschaft, Baden-Baden 2021
ISBN 978-3-8288-4596-1
ePDF 978-3-8288-7659-0
ISSN: 2191-7477

Umschlaggestaltung: Tectum Verlag, unter Verwendung des Bildes #155868631
von michaeljung | www.istockphoto.com

Gesamtverantwortung für Druck und Herstellung
bei der Nomos Verlagsgesellschaft mbH & Co. KG

Printed in Germany

Alle Rechte vorbehalten

Besuchen Sie uns im Internet
www.tectum-verlag.de

Bibliografische Informationen der Deutschen Nationalbibliothek
Die Deutsche Nationalbibliothek verzeichnet diese Publikation
in der Deutschen Nationalbibliografie; detaillierte bibliografische
Angaben sind im Internet über http://dnb.d-nb.de abrufbar.

Vorwort

Wohl kaum wurde die Bedeutung des Pflegeberufes je deutlicher als in der aktuellen Phase einer Pandemie. Der schillernde Begriff der ‚Systemrelevanz' machte bereits zu Beginn der Pandemie im Frühjahr 2020 die Runde. Und er verbreitet sich seitdem exponentiell und springt auf alle möglichen Berufe und ihre Akteure (von der Sozialen Arbeit bis zu den Nagelstudios) über. Dahinter verbirgt sich in vielen Fällen eine instrumentelle Absicht von Bedeutseimkeitsübungen, als Form einer Selbstzuschreibung, die vor allem eines markiert: die Angst vor dem gesellschaftlichen Pejorativum, dem nicht hinreichend Wahrgenommenwerden in einer Krise, die vor allem eine Krise des Wissens ist und die uns unsere Verletzbarkeit und die Begrenztheit unserer Handlungsmöglichkeiten unmittelbar vor Augen führt. Ein Rückzug aus der face-to-face-Kommunikation, wie es einem Großteil der Akteure in der Sozialen Arbeit und anderer Berufsgruppen möglich war und ist (vgl. hierzu die Online-Erhebung von Schell-Kehl et al., 2020), ist Pflegekräften und Ärzten nicht möglich. Die COVID-19-Pandemie stellt stationäre, teilstationäre und ambulante Pflegeeinrichtungen vor bislang einzigartige Herausforderungen. Die Personalsituation in stationären Pflegeeinrichtungen war bereits vor der Pandemie angespannt. So wurde für eine durchschnittliche Einrichtung ein Personalmehrbedarf von insgesamt mehr als einem Drittel konstatiert (Rothgang et al. 2020). Dieser Personalmangel wird durch den Ausbruch der Pandemie weiter verschärft. Im November 2020 sind wir an einem Punkt angelangt, an dem auch infizierte Pflegefachkräfte zur Arbeit beordert werden. In der Analyse dieses Szenarios ist Michael Isfort (DIP Köln) zuzustimmen, wenn er davon spricht, dass „hier eine ganze Berufsgruppe verheizt wird" (SZ, 21.11.2020). Die in der Pandemie stets mitlaufende existenzielle Bedrohung seiner Akteure unterscheidet das Gesundheitssystem in Zeiten der Pandemie damit erheblich von allen anderen gesellschaftlichen Funktionssystemen.

Vorwort

Vor diesem aktuellen Hintergrund kommt der hier vorliegenden (vor dem Beginn der Pandemie eingereichten) Masterarbeit von Frank Grothe – verfasst im *Masterstudiengang Kooperationsmanagement, Leitung von multiprofessionellen Gesundheits- und Sozialdiensten an der Katholischen Hochschule NRW, Abteilung Aachen* – eine ganz besondere Bedeutung zu. Der Autor – selbst seit mehreren Jahren in der Ausbildung von Pflegefachkräften beruflich involviert – wirft die Frage auf, wie die Motivation von Auszubildenden mit arbeitsbezogenen Verhaltens- und Erfahrungsmustern korreliert. In einem triangulativen Forschungsansatz evaluiert er dabei zunächst über eine Literatur- und Datenbankrecherche die vorliegenden qualitativen und quantitativen Studien anhand relevanter Suchbegriffe. Darüber wurden 20 Publikationen identifiziert, die für das Thema relevant sind. Bereits hier zeigt sich, dass Belastungen und Belastungserleben der Auszubildenden in den Pflegeberufen sehr heterogen sind. In einem zweiten Schritt stellt der Autor dann eine erläuternde Übersicht über die wichtigsten Stressmodelle dar. Mit dem Anforderungs- und Ressourcenmodell (SAR) nach Becker (2006) greift er begründet ein für seine Untersuchung passendes Modell auf. In Anschluss dokumentiert Frank Grothe die Ergebnisse der von ihm vorgenommenen Befragung von 218 Auszubildenden an vier Pflegeschulen in den Regionen Heinsberg, Düren und Aachen. Mit Hilfe der 11 inhaltlichen Dimensionen des Messinstruments ‚Arbeitsbezogenen Verhaltens- und Erlebensmuster' (AVEM) ordnet er die Ergebnisse seiner Befragung vier Grundmustern zu.

Im Ergebnis lassen sich eindeutig Verhaltens- und Erlebensweisen die gesundheitsförderlich sind und zur Grunderhaltung beitragen von solchen abgrenzen, die für die Auszubildenden in der Pflege wenig förderlich sind und auf Dauer ein erhöhtes Gesundheitsrisiko darstellen. Letztere machen – verteilt in zwei Gruppen – ca. 40 Prozent der Befragten aus. Hervorzuheben ist die Erwähnung forschungsmethodisch bedingter Limitationen. Es ergeben sich verschiedene Schlussfolgerungen für weiterführende Untersuchungen zum Thema (z.B. im Rahmen einer über die dreijährige Ausbildung angesetzte Langzeitstudie). Im Ausblick betont Herr Grothe nachvollziehbar und zurecht, dass seine Untersuchung einen erhöhten Handlungs- und Veränderungsbedarf für die Pflegeausbildung aufzeigt, bei dem insbesondere der Führung und Anleitung von Auszubildenden, die sich in der beruflichen Entwicklung befinden einen besonderen Stellenwert zukommt. Damit sind Verantwortlichkeiten aufgerufen, die sowohl in der theoretischen Ausbildung an den Pflegefachschulen, als auch in der praktischen Ausbildung in den Kranken- und Pflegeeinrichtungen aufzugreifen sind.

Gerade vor dem Hintergrund der für viele Menschen bedrohlichen Pandemie zeigt sich die hohe Bedeutung der vorgelegten Untersuchung. Frank Grothe macht mit seiner fundierten Untersuchung deutlich, worauf in der Ausbildung von Pflegefachkräften besonders zu achten ist. Denn es geht um nichts Unbedeutenderes als die in der Ausbildung zu gewährleistende Voraussetzung eines zeitstabilen Verbleibs im Pflegeberuf. Weitere Ausstiege und Fluktuationen in dieser, die Gesundheit einer Bevölkerung fördernden und unterstützenden Profession kann sich unsere Gesellschaft nicht mehr leisten. Wie mit dieser Herausforderung aktuell und zukünftig umzugehen ist, dies macht das vorliegende Buch eindrucksvoll deutlich.

Aachen, den 22. November 2020

Prof. Dr. Manfred Borutta,
Professor für Gerontologie in
der Sozialen Arbeit und der Pflege
an der Katholischen Hochschule NRW, Abt. Aachen

Inhalt

Vorwort	V
Abbildungsverzeichnis	XV
Tabellenverzeichnis	XVII
Abkürzungs- und Symbolverzeichnis	XIX

1 Hinführung zum Thema — 1
1.1 Vorgehen und Aufbau der Studie — 4
1.2 Fragestellungen — 6
1.3 Aufbau der Arbeit — 6

2 Theoretischer Hintergrund — 9
2.1 Literaturrecherche — 10
2.2 Forschungsstand — 13
    2.2.1 Forschungsstand examinierte Pflegekräfte — 13
    2.2.2 Forschungsstand Pflegeausbildung — 15
    2.2.3 Zusammenfassung Forschungsstand — 21
2.3 Gesundheit und Beanspruchung — 23
    2.3.1 Das Belastungs- und Beanspruchungsmodell — 25
        2.3.1.1 Kurzfristige Folgen von Beanspruchung — 26
        2.3.1.2 Langfristige Folgen von Beanspruchung — 26
    2.3.2 Das Typ-A Verhaltenskonzept — 27
    2.3.3 Die Salutogenese (Stress-Ressourcen-Modell) — 28
    2.3.4 Verortung des AVEM — 29
    2.3.5 Stress und Stressmodelle — 31
    2.3.6 Burnout — 32

Inhalt

2.4		Das Systemische Anforderungs- und Ressourcenmodell	34
	2.4.1	Anforderungen im SAR	36
	2.4.2	Ressourcen im SAR-Modell	37
	2.4.3	Motivation im SAR Modell	39
2.5		Motive und Motivation	41
	2.5.1	Definition	41
	2.5.2	Unterscheidung zwischen Motiv und Motivation	42
	2.5.3	Motivgruppen	44
	2.5.4	Annäherungs- und Vermeidungskomponente	45
	2.5.5	Intrinsische und extrinsische Motive	47
	2.5.6	Der Motivationsprozess	48
	2.5.7	Motivation im Ausbildungsverlauf	49
2.6		Zusammenfassung Theorien, Modelle und Konzepte	50

3 Forschungsmethodisches Vorgehen 53

3.1		Untersuchungsdesign	53
3.2		Stichprobenauswahl	54
3.3		Durchführung und Datenerhebung	55
3.4		Erhebungsinstrumente	56
	3.4.1	Das AVEM-Messinstrument	58
		3.4.1.1 Das Muster G	60
		3.4.1.2 Das Muster S	61
		3.4.1.3 Das Muster A	62
		3.4.1.4 Das Muster B	63
		3.4.1.5 Musterverläufe im AVEM	63
		3.4.1.6 Musterausprägungen	64
		3.4.1.7 Gütekriterien des AVEM	66
	3.4.2	Der Motivationsfragebogen	67
	3.4.3	Fragebogenaufbau	69
	3.4.4	Fragebogenentwicklung	70

3.5	Datenauswertung – Auswertungsstrategie		71
	3.5.1	Umgang mit fehlenden Werten	73
	3.5.2	Ergebnisinterpretation	74
3.6	Ethische Aspekte		74
4	**Ergebnisse**		**75**
4.1	Rücklaufquoten		76
4.2	Beschreibungen der Stichprobe		77
4.3	Ergebnisse des AVEM im Überblick		81
	4.3.1	Musterverteilung nach Ausbildungsart	82
	4.3.2	Musterverteilung und Geschlecht	83
	4.3.3	Musterverteilung und Alter	85
	4.3.4	Musterverteilung und Kinder	86
	4.3.5	Musterverteilung im Ausbildungsverlauf	87
	4.3.6	Musterverteilung nach Region	88
	4.3.7	Musterverteilung nach Schulabschluss	89
4.4	Die AVEM-Profile im Detail		90
	4.4.1	Die AVEM Gesundheitsmuster (G und S)	91
	4.4.2	Die AVEM-Risikomuster (A und B)	93
	4.4.3	Unterschiede hinsichtlich der 11 Dimensionen im Detail	95
	4.4.4	Vergleich der Auszubildenden mit Studierenden	98
	4.4.5	Vergleich der Auszubildenden mit examinierten Pflegekräften	100
	4.4.6	AVEM Muster und gesundheitliche Beschwerden	101
4.5	Ergebnisse – Motivation in der Ausbildung		102
	4.5.1	Motivation im Ausbildungsverlauf	103
	4.5.2	Eingangs- bzw. Zugangsmotivation	104
		4.5.2.1 Zugangsmotivation und Geschlecht	105
		4.5.2.2 Zugangsmotivation und Alter	106

4.5.3	Teilnahme- und Durchhaltemotivation		106
	4.5.3.1	Teilnahme- und Durchhaltemotivation im Detail	107
	4.5.3.2	Basismotive	108
	4.5.3.3	Annäherungs- und Vermeidungskomponente	110
4.5.4	Abschlussmotivation		113
	4.5.4.1	Abschlussmotivation nach Geschlecht	114
	4.5.4.2	Abschlussmotivation nach Alter	115
	4.5.4.3	Abschlussmotivation nach Ausbildungsberuf	116

5 Diskussion der Ergebnisse 117

5.1 AVEM Beanspruchungsmuster in der Ausbildung 118

5.1.1	Musterübersicht	118
5.1.2	Das Muster G	119
5.1.3	Das Muster S	119
5.1.4	Das Muster A	120
5.1.5	Das Muster B	122
5.1.6	Geschlechterspezifische Unterschiede	123
5.1.7	AVEM Muster der Auszubildenden mit Kindern	124
5.1.8	Einfluss der schulischen Vorbildung auf die AVEM Muster	124
5.1.9	Vergleich mit examinierten Pflegekräften	125

5.2 Individuelle Ressourcen der Auszubildenden 125

5.2.1	Arbeitsengagement	126
5.2.2	Widerstandsfähigkeit und Bewältigung von Belastungen	127
5.2.3	Emotionen / positives Lebensgefühl	127

5.3 Motivation der Auszubildenden 128

5.3.1	Motivation und AVEM Muster	128
5.3.2	Motivation im Geschlechtervergleich	129

		5.3.3 Motivation im Ausbildungsverlauf	129
		5.3.4 Motivationale Anreize (Basismotive)	131
5.4	Schlussfolgerungen		132
5.5	Limitationen		135

6 Fazit und Ausblick 137
6.1 Ausblick 139

Literaturverzeichnis 141

Abbildungsverzeichnis

Abbildung 1	Vereinfachter Aufbau der Studie	4
Abbildung 2	Prisma Flow Diagramm der Literaturrecherche	11
Abbildung 3	Belastungen in der Pflegeausbildung	16
Abbildung 4	Modell zur Belastung und Beanspruchung	25
Abbildung 5	Übersicht SAR-Modell	36
Abbildung 6	SAR Modell	38
Abbildung 7	Habituelle und aktuelle Motivation	42
Abbildung 8	Motivklassen und Verhalten bei der Arbeit	44
Abbildung 9	Motivationsprozess	49
Abbildung 10	3 Merkmalsbereiche des AVEM	60
Abbildung 11	Merkmalsausprägung der AVEM Muster	64
Abbildung 12	Kurzdarstellungen der AVEM Muster	65
Abbildung 13	Motivationsfragebogen	68
Abbildung 14	Anzahl der Teilnehmer nach Region	76
Abbildung 15	Geschlechterverteilung der Stichprobe	78
Abbildung 16	Altersverteilung der Stichprobe	79
Abbildung 17	Schulabschlüsse im Vergleich AP und GuK	80
Abbildung 18	AVEM Muster im Überblick	81
Abbildung 19	Musterverteilung nach Ausbildungsart	82
Abbildung 20	Musterverteilung nach Geschlecht	83
Abbildung 21	Geschlechterverteilung Muster G im Detail	84
Abbildung 22	Musterverteilung nach Alter	85
Abbildung 23	Musterverteilung TN mit und ohne Kinder	86
Abbildung 24	Musterverteilung im Ausbildungsverlauf	87
Abbildung 25	AVEM Musterverteilung nach Region	88

Abbildung 26	Musterverteilung nach Schulabschluss	90
Abbildung 27	Hohe Muster G Ausprägung (GuK)	92
Abbildung 28	Hohe Muster S Ausprägung (GuK)	92
Abbildung 29	Volle Muster B Ausprägung (GuK)	93
Abbildung 30	Hohe Muster A Ausprägung (AP)	94
Abbildung 31	Mustervergleich Ausbildung und Studium	99
Abbildung 32	Vergleich der Auszubildenden mit exam. Pflegekräften	100
Abbildung 33	Durchschnittliche Motivation nach AVEM Muster	102
Abbildung 34	Motivation im Ausbildungsverlauf	103
Abbildung 35	Zugangsmotivation – Übersicht	104
Abbildung 36	Zugangsmotivation nach Geschlecht	105
Abbildung 37	Durchhalte- und Teilnahmemotivation	107
Abbildung 38	Teilnahmemotivation nach Ausbildungsberuf	108
Abbildung 39	Vermeidungskomponente Beispiel 1	110
Abbildung 40	Vermeidungskomponente Beispiel 2	111
Abbildung 41	Annäherungskomponente Beispiel	112
Abbildung 42	Abschlussmotivation	113
Abbildung 43	Abschlussmotivation nach Geschlecht	114
Abbildung 44	Abschlussmotivation Familie und Beruf	115
Abbildung 45	Schlussfolgerungen	132

Tabellenverzeichnis

Tabelle 1	Übersicht über die relevante Literatur zum Thema	12
Tabelle 2	Übersicht Stressmodelle	24
Tabelle 3	Bedürfnisse und Ressourcen in der Arbeitswelt	40
Tabelle 4	Intrinsische und extrinsische Motivation	47
Tabelle 5	Dimensionen des AVEM	59
Tabelle 6	Stufen der Musterausprägung	72
Tabelle 7	Rücklaufquoten der Pflegeschulen	77
Tabelle 8	Anforderungen und Ressourcen der Auszubildenden	118

Abkürzungs- und Symbolverzeichnis

AP	Altenpflege
AVEM	Arbeitsbezogenes Verhaltens- und Erlebensmuster
BAuA	Bundesanstalt für Arbeitsschutz und Arbeitsmedizin
BIBB	Bundesinstitut für Berufsbildung
BZgA	Bundeszentrale für gesundheitliche Aufklärung
dip	Deutsches Institut für angewandte Pflegeforschung
ERI	Effort-Reward Imbalance
FLM	Fragebogen zur Leistungsmotivation
FÜMO	Hamburger Führungsmotivationsinventar
GuK	Gesundheits- und Krankenpflege
iga	Initiative Gesundheit und Arbeit
inqua	Initiative Neue Gesundheit bei der Arbeit
KursNet	Portal für berufliche Aus- und Weiterbildung
(n)	Stichprobengröße
NEXT	nurses' early exit study
RKI	Robert Koch Institut
SAR	Systemisches Anforderungs-Ressourcen-Modell
IBM SPSS	IBM-Software for predictive analytics
WHO	World Health Organisation
TN	Teilnehmer

1 Hinführung zum Thema

Zur Arbeitsbelastung, Arbeitszufriedenheit und zur körperlichen und psychischen Gesundheit von Pflegekräften[1] sind zahlreiche Untersuchungen durchgeführt worden, die verschiedene Einflussgrößen berücksichtigt haben. Stress, Überforderung, Erschöpfung, Berufszufriedenheit oder Berufsausstieg sind meist auf vielfältige Faktoren zurückzuführen. Die Ergebnisse der Studien zum Belastungserleben von Pflegekräften deuten insgesamt auf eine erhöhte berufliche Beanspruchung und auf eine ungünstige Gesundheitssituation hin, bei der psychische Störungen eine immer größere Rolle spielen. Dies liegt, neben den z. T. problematischen Rahmenbedingungen die im Pflegeberuf vorzufinden sind, auch an Haltungen, Einstellungen und Verhaltensweisen der Pflegekräfte gegenüber der Arbeit (vgl. Köllner 2017, S. 1–4). Der Pflegealltag ist u. a. durch eine hohe Arbeitsdichte, Zeitdruck, wechselnde Dienste, wenig Personal und eine hohe seelische und körperliche Arbeitsbelastung gekennzeichnet. Hallström beschreibt den Berufsalltag mit den Worten:

„Der Beruf ist zu stressig, bietet zu wenig Freizeit, die Arbeitszeiten sind unangenehm und der Verdienst ist schlecht; […]. Der Pflegealltag ist körperlich und seelisch sehr anstrengend: Kranke

---

1 Aus Gründen der besseren Lesbarkeit wird in dieser Masterarbeit die Sprachform des generischen Maskulinums angewandt. Es wird darauf hingewiesen, dass die ausschließliche Verwendung der männlichen Form geschlechtsunabhängig verstanden werden soll.

müssen gehoben, gestützt und getragen werden; täglich sind Pflegende fremden Menschen so nah wie meist nicht einmal den eigenen Familienangehörigen. Die dauernde Konfrontation mit Leid und Tod zehrt an den Kräften. Nacht-, Wochenend- und Schichtdienste bringen die natürlichen biologischen Rhythmen durcheinander" (Hallström 2004, S. 14)

In dem Beispiel von Hallström werden exemplarisch verschiedene Anforderungen und Beanspruchungsfolgen des Pflegeberufes genannt. Diese können unterschiedlich wahrgenommen und verarbeitet werden.

Haltungen und Einstellungen spielen bei der Einschätzung, ob eine objektive Anforderung subjektiv als Belastung erlebt wird oder nicht eine wesentliche Rolle.

So kann eine Situation als Herausforderung gewertet werden und motivieren, oder sie kann als Überforderung wahrgenommen werden und demotivierend wirken.

Die oben genannten Arbeitsbedingungen werden durch den sich immer stärker abzeichnenden Pflegenotstand, einer ansteigenden Teilzeitquote und einen alters- oder krankheitsbedingten Ausscheiden von Pflegekräften weiter verstärkt. Der pflegerische Nachwuchs fehlt bereits heute in vielen Einrichtungen des Gesundheitswesens. Hinzu kommt die dynamische Berufswelt, auch als VUCA[2]-Welt bezeichnet, die den Veränderungsdruck in Kliniken, ambulanten Pflegediensten und im Altenheimbereich schon jetzt deutlich erhöht.

Für die Unternehmen bedeutet dies, die Einrichtung trotz der widrigen Umstände flexibel und in einem konstanten Veränderungsprozess den neuen Aufgaben situations-, personen- und aufgabenorientiert anzupassen. Das beinhaltet auch den konstruktiven Umgang mit den verschiedensten Anforderungen, die sich aus einer sich immer schneller verändernden Arbeitswelt ergeben und sich auch in der Gesundheit des Personals bemerkbar machen. (vgl. Tergeist 2015, S. 12–13)

---

2   VUCA – volatility, uncertainty, complexity, ambiguity

Die beschriebenen Rahmenbedingungen stellen bereits für erfahrene Pflegekräfte eine z. T. große psychische Belastung dar und erst recht für Berufseinsteiger mit keiner oder geringer Pflegeerfahrung, die den Umgang mit den beruflichen Belastungen erst noch erlernen müssen. Zudem liegen in den Lernorten Theorie und Praxis mit ihren unterschiedlichen Schwerpunkten weitere Anforderungen, die es zu bewältigen gilt.

Die Ausbildung setzt hier an und legt im Idealfall den Grundstein für die psychische Gesundheit und Belastungsfähigkeit die nötig ist, um den beruflichen Anforderungen gerecht zu werden und die eigene Gesundheit und Motivation auf lange Sicht zu bewahren. (vgl. Kulbe 2001, S. 188)

Viele Studien, die sich mit dem Belastungs- und Beanspruchungserleben von Pflegenden beschäftigen, thematisieren einzelne Beanspruchungsfolgen, wie die Arbeitszufriedenheit, die Mitarbeitermotivation, das Burnout-Syndrom oder den Berufsausstieg rein aus symptomorientierter Sicht.

In dieser Arbeit geht es darum herauszufinden, mit welchen individuellen Ressourcen die Auszubildenden den psychischen Anforderungen der Pflegeausbildung begegnen und wie sich dabei die Motivation ausprägt. Hierfür wird das Manual AVEM eingesetzt, das die persönlichkeitsspezifische Art der Bewältigung von beruflichen Anforderungen als besonders gesundheitsrelevant ansieht. Der AVEM geht somit einen neuen Weg, in dem er die pathogenetische- und die salutogenetische Sichtweise gemeinsam betrachtet. Das Testverfahren ermöglicht die Einteilung der Auszubildenden in 4 verschiedene Beanspruchungsmuster, denen sich mögliche Interventionen zuordnen lassen. Zudem können einzelne Verhaltens- oder Erlebensbereiche separat thematisiert werden. (vgl. Oetting 2012, S. 7)

1.1 Vorgehen und Aufbau der Studie

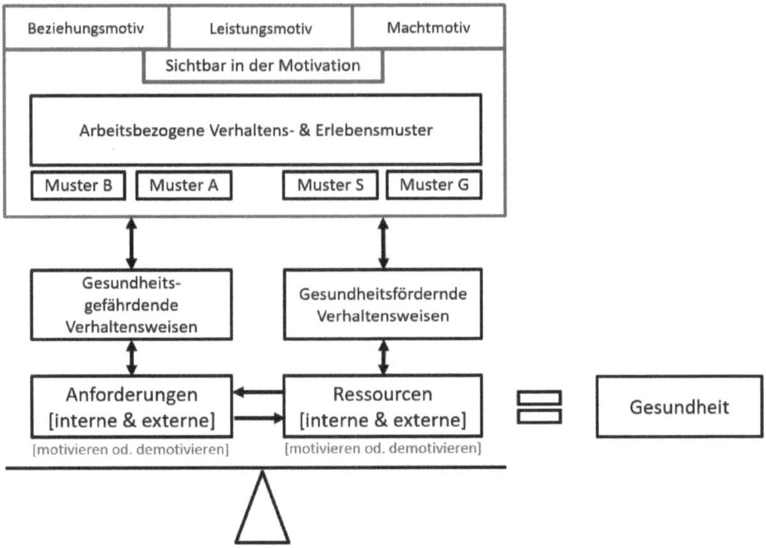

Abbildung 1 – Vereinfachter Aufbau der Studie

In der vorliegenden schriftlichen Befragung sollen (psychische) Ausbildungs- und Berufsanforderungen von Auszubildenden der Altenpflege und der Gesundheits- und Krankenpflege vor dem Hintergrund des systemischen Anforderungs- Ressourcenmodells von Becker (vgl. Becker 2003, S. 13 ff.) erfasst und unter Gesundheits- und Motivationsaspekt beurteilt werden. Das Manual AVEM, das die Bereiche Arbeitsengagement, Widerstandskraft und Emotionen aufgreift und dem Verhalten und Erleben eine entscheidende Rolle für gesundheitliche Entwicklungsverläufe zukommen lässt, bildet den Kern der Befragung. (vgl. Schaarschmidt und Fischer 2008, S. 5)

Das Verhalten und Erleben einer Person ist beim AVEM abhängig von persönlichkeitsspezifischen Ressourcen wie Einstellungen gegenüber der Arbeit, Erwartungen und Motiven. Diese spiegeln sich u. a. in den 4 AVEM Mustern wider. (vgl. Schaarschmidt und Fischer 2008, S. 5)

Zusätzlich zum AVEM, der die Motivation im Bereich des Arbeitsengagements beleuchtet, werden weitere spezifische Fragen zur Motivation gestellt, die u. a. die Anreizklassen Beziehung, Leistung und Macht beinhalten. Motive werden als Einstellungen bzw. Grundmuster einer Person verstanden, die sich in der Motivation widerspiegeln und das Verhalten und Erleben maßgeblich beeinflussen.

Das AVEM erlaubt Aussagen über gesundheitsförderliche und gesundheits-gefährdende Verhaltens- und Erlebensweisen bei der Bewältigung von Arbeits- und Berufsanforderungen, in dem er Ressourcen und Anforderungen aufdeckt. (vgl. Schaarschmidt und Fischer 2008, S. 7-8) Somit fragt das AVEM nach den gesunderhaltenden Faktoren und deckt Entwicklungschancen der Auszubildenden auf, die mit Hilfe einer Waage beschrieben werden können. Ein ausgeglichenes Verhältnis von Anforderungen und Ressourcen spricht für Gesundheit, ein Ungleichgewicht für Gesundheitsrisiken. (vgl. Kuckeland 2007, S. 39) Die Abbildung 1 beschreibt vereinfacht den Aufbau der Studie.

Auszubildende in Pflegeberufen wurden in Bezug auf ihre psychische Beanspruchung kaum untersucht. Dabei bilden sie in dieser Hinsicht eine besonders wichtige Zielgruppe ab, da sie berufsspezifische Haltungen und Einstellungen erst noch in der Auseinandersetzung mit den beruflichen Anforderungen entwickeln müssen.

Daher soll die vorliegende Studie dazu beitragen, die Belastungen und Beanspruchungen von Auszubildenden in einer sich verändernden Pflegelandschaft systematisch und differenziert zu analysieren, um mögliche Schlussfolgerungen für Veränderungen abzuleiten.

1.2 Fragestellungen

Die Studie soll u. a. Antwort geben auf:

- Wie sehen die Beanspruchungsmuster auf Grundlage des AVEM bei Auszubildenden der Pflegeberufe, auch hinsichtlich soziodemografischer Daten und der verschiedenen Ausbildungsrichtungen, aus?
- Mit welchen Ressourcen begegnen die Auszubildenden ihren beruflichen Anforderungen? Lassen sich besonders gesundheitsförderliche Strategien bzw. Ressourcen identifizieren? Gibt es Verhaltensweisen, die gesundheitsriskant sind und daher einer erfolgreichen Ausbildung im Wege stehen?
- Wie motiviert sind die Auszubildenden und was motiviert sie? Wie verändert sich die Motivation im Ausbildungsverlauf und wie kann auf die Motivation Einfluss genommen werden?
- Welche Schlussfolgerungen bzw. Konsequenzen können aus den Ergebnissen gezogen werden?

1.3 Aufbau der Arbeit

Der Theoretische Teil beschreibt zunächst die Literaturrecherche und den Forschungsstand zum Thema.

Im Anschluss werden Begriffe, Modelle und Konzepte mit einem engen thematischen Bezug zur Beanspruchung kategorisiert und dargestellt. Vor allem ressourcenorientierte Modelle in Zusammenhang mit dem AVEM werden beschrieben. Zudem wird das Thema Motivation aus dem AVEM aufgenommen und vertiefend dargestellt.

Der Methodenteil beschreibt das forschungsmethodische Vorgehen und stellt die Datenerhebung und Datenauswertung vor, wobei das eingesetzte Messinstrument AVEM und der Motivationsfragebogen näher beschrieben werden. Im Ergebnisteil werden die Ergebnisse grafisch untermauert dargestellt.

Das Kapitel Diskussion ordnet die Ergebnisse hinsichtlich der Fragestellungen ein. Das Fazit und der Ausblick bilden den Abschluss der Arbeit.

2 Theoretischer Hintergrund

Der theoretische Hintergrund beschreibt zunächst die systematische und die pragmatische Literaturrecherche und fasst die aktuelle Literatur zum Thema zusammen. Nachfolgend wird der Forschungsstand erst für die examinierten Pflegekräfte und dann für die Auszubildenden dargestellt. Im Anschluss werden Begriffe, Konzepte und Modelle, die bei Untersuchungen der beruflichen Beanspruchung in Zusammenhang mit Einstellungen und Haltungen eine zentrale Rolle spielen, vorgestellt. Vor allem auf ressourcenorientierte Konzepte, welche die Persönlichkeitseigenschaften einer Person mit einbeziehen und Aussagen über gesundheitsförderliche- bzw. gesundheitsgefährdende Verhaltens- und Erlebensweisen bei der Bewältigung von Arbeits- und Berufsanforderungen treffen, soll näher eingegangen werden. Ein weiterer Teil des theoretischen Hintergrundes beschäftigt sich mit den Beweggründen bzw. den Anreizen für das Verhalten von Personen aus Sicht der Motivationsforschung und stellt wesentliche Motivationstheorien dar, mit denen sich Verhalten im beruflichen Umfeld und im Ausbildungskontext erklären lassen. Zuletzt wird eine kurze Zusammenfassung des theoretischen Hintergrundes gegeben.

2.1 Literaturrecherche

Die systematische Literaturrecherche zu arbeitsbezogenen Verhaltens- und Erlebensmustern unter Gesundheitsaspekt von Auszubildenden in Pflegeberufen erfolgte zunächst über die Eingabe von Schlüsselwörtern in verschiedenen Suchmaschinen. Die Ergebnisse wurden durch die Kombination von unterschiedlichen Schlagwörtern miteinander eingegrenzt. Hierzu wurden die booleschen Operatoren NOT, AND und OR verwendet.

Im weiteren Verlauf wurde zusätzlich in verschiedenen Buchverlagen, wie beispielsweise dem Bibliomed-Verlag oder dem Mabuse Buchverlag sowie online bei diversen Verbänden und Organisationen, wie dem Deutschen Berufsverband für Pflegeberufe (DBfK) oder bei der Bundesanstalt für Arbeitsschutz und Arbeitsmedizin (BAuA) nach relevanter Literatur zum Thema gesucht.

Neben dem OPAC-Katalog der „Katholischen Hochschule-NRW" und der Philosophisch-Theologischen Hochschule Vallendar, wurden die Datenbanken „LIVIVO", „PubMed" und „DIMDI" für die Suche genutzt. Die dort gefundenen Publikationen wurden in einem ersten Schritt nach Aktualität sortiert und in deutsch- und englischsprachige Literatur aufgeteilt.

In einem weiteren Schritt konnten die Ergebnisse in qualitative und quantitative Studien eingeteilt werden. Primär fanden deutschsprachige Veröffentlichungen zum gewählten Thema, die anhand der Kurzzusammenfassungen und Inhaltsverzeichnissen durchgesehen wurden, Berücksichtigung.

Des Weiteren wurde eine (pragmatische) Internetrecherche durchgeführt, die aus einer Kombination aus Metasuchmaschinen und klassischen Suchmaschinen bestand. Innerhalb der klassischen Suchmaschinen wurde auf „Google", „Google Scholar" und „FIREBALL" zurückgegriffen. Bei den Metasuchmaschinen kam „MetaGer" und „digibib.net" zum Einsatz. Das in Abbildung 2 dargestellte Prisma-

Literaturrecherche

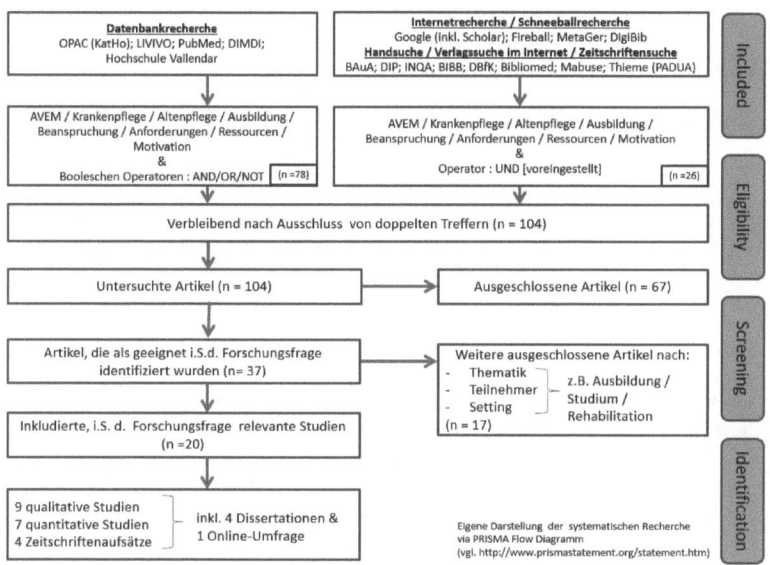

Abbildung 2 – Prisma Flow Diagramm der Literaturrecherche

Flow-Diagramm gibt eine Übersicht über die Recherche, die zum Thema durchgeführt wurde.

Die besten Treffer bezüglich des Themas „AVEM" und „Belastungen" ergab „Google" und „FIREBALL". Aus der gefundenen, themenrelevanten Literatur, wurden nach Durchsicht der Literaturverzeichnisse zusätzliche Publikationen, in der Regel als pdf-Datei, identifiziert.

Die aktuelle Literatur in Deutschland zur Belastung und Beanspruchung von Auszubildenden in Pflegeberufen ist im Vergleich zur Studienlage bei den examinierten Pflegekräften vergleichsweise überschaubar. In den verschiedenen Datenbanken sind wenige relevante Studien hinterlegt, welche die (psychische) Belastung und Beanspruchung aus ressourcen- und anforderungsorientierter Sicht von Auszubildenden beschreiben und analysieren. Die meisten der gefundenen Studien wurden durch eine Schneeballrecherche auf Grundlage der Internetsuche gefunden und haben ein qualitatives Studiendesign.

Theoretischer Hintergrund

Veröffentlichungen mit hohem Bezug zur vorliegenden Studie sind in der Tabelle 1 aufgeführt.

Autor	Jahr	Studie
Veit	1996	Motive der Berufswahl und Erwartungen an den Beruf bei Auszubildenden in der Krankenpflege.
Cambio-Störzel	1998	Pflegeausbildung im Krankenhaus.
Becker	1999	Altenpflege - Eine Arbeit wie jede andere? Ein Beruf fürs Leben?
Recken	1999	Berufswahlmotive von Auszubildenden.
Engelkamp	2002	Beanspruchung und Belastung der Altenpflege bereits im Ausbildungsstadium.
Regetsching	2003	Die Praxis ist dann ganz anders. Motivationsreduzierende Faktoren während der Ausbildung.
Blum; Isfort	2006	Pflegeausbildungsstudie Deutschland (PABIS).
Fischer	2006	Beanspruchungsmuster im Pflegeberuf.
Balzer	2009	Ausbildung in der Gesundheits-und Krankenpflege –Reflektion auf der Grundlage des fachdidaktischen Strukturgitters von Greb.
Seelinger	2009	Qualität der Pflegeausbildung an Pflegeschulen.
Barbian	2011	„Und dann war es vorbei!"
Ritter - Lempp	2013	Präventionen der Altenpflegeausbildung.
Dielmann	2015	Ausbildungsreport Pflegeberufe 2015.
Schiffer	2015	Ausbildungserfolg in der Pflege – Untersuchung eines multidimensionalen Konstrukts unter Anwendung der Anforderungsanalyse in einer Ausbildungsstätte.
Scharfenberg	2016	Was beschäftigt Pflegekräfte?
Barion	2017	Überlastung in der Gesundheits- und Krankenpflegeausbildung. Unterstützungsmöglichkeiten durch Lehrende.
Hanisch	2017	Wirklichkeit in der Pflegepraxis und Konsequenzen für die Pflegepädagogik.
Schüllermann-Epmann	2017	„Wenn der Akku leer ist."
Thiele	2017	Entstehung von Belastungen bei Auszubildenden in der Gesundheits- und Krankenpflege während der praktischen Einsätze.
Burkhardt	2019	Auszubildende zwischen Anspruch und Wirklichkeit.

Tabelle 1 – Übersicht über die relevante Literatur zum Thema

2.2 Forschungsstand

Der Forschungsstand zur Belastungs- und Beanspruchungssituation der Auszubildenden hat einen engen inhaltlichen Bezug zu den Rahmenbedingungen der Pflege im Allgemeinen und den examinierten Pflegekräften im Speziellen. Dies wird in verschiedenen Studien, in denen die Situation der Auszubildenden im Pflegebereich beleuchtet wird, thematisiert. (vgl. Balzer 2009, S. 95–99)

Aus diesem Grund wird zunächst der Forschungsstand der Pflegefachkräfte beschrieben und nachfolgend der Forschungsstand der Auszubildenden dargestellt.

2.2.1 Forschungsstand examinierte Pflegekräfte

Die beruflichen Anforderungen, Belastungen und Beanspruchungen des Pflegepersonals in Deutschland werden in vielen Studien untersucht. Während zu Beginn vor allem physische Belastungen beforscht wurden, nehmen heute Studien, die die psychische Belastung und den Einsatz von Ressourcen aufgreifen, an Einfluss zu. (vgl. Nerdinger et al. 2014, Pos. 20209 ff.)

In einer deutschlandweiten Studie vom Deutschen Institut für angewandte Pflegeforschung e. V. (DIP) (Isfort und Weidner 2010), wird die Situation der Pflege im Krankenhausbereich thematisiert. Das Ergebnis: Es fehlt an Pflegepersonal. Grund hierfür ist der Abbau von Vollkraftstellen bei gleichzeitig gestiegenen Fallzahlen. Der Altersdurchschnitt liegt bei Pflegekräften über dem statistischen Durchschnitt, was darauf schließen lässt, dass es an Nachwuchs im Bereich der Krankenpflege fehlt. Zudem stellt sich bei den über 50-jährigen Mitarbeitern die Gesundheitssituation problematisch dar. Physische und psychische Erkrankungen führen in dieser Altersklasse, im Vergleich zu anderen sozialversicherungspflichtigen Beschäftigten, zu doppelt so hohen Krankheitstagen, Frühberentungen und Erwerbsminderungen. Jede vierte befragte Pflegekraft gibt in der Befragung an, aufgrund von Überforderung eine Reduzierung des Stellenumfangs anzustreben. Dies spiegelt sich in der stark gestiegenen Anzahl der Teilzeitbeschäftigten wider. Als Belastungen werden in der Studie des Pflegethermometers vor allem die hohe Anzahl der zu pflegenden Personen, der Personalabbau, die geleisteten Überstunden und das Einspringen an freien Arbeitstagen, vor allem an den Wochenenden und Feiertagen, identifiziert. (vgl. Isfort und Weidner 2010, S. 5 ff.)

Der BGW-DAK Gesundheitsreport beschreibt Anforderungen im stationären Pflegebereich. Diese werden in körperliche und psychische Anforderungen unterteilt. Zu den körperlichen Anforderungen zählen bspw. schweres Heben und Tragen, sowie arbeitsbedingte Beuge- und Drehbewegungen. Zugenommen haben vor allem psychische Anforderungen wie Zeitdruck, Arbeiten ohne Pausen und das Arbeitstempo. Weitere Anforderungen werden bei der Kommunikation und Kooperation, im Dokumentationsaufwand und in unklaren Zuständigkeiten und einer hohen Verantwortungsübernahme gesehen. Auch der Schicht- bzw. Wechseldienst und hierarchische Strukturen innerhalb der stationären Bereiche werden als Belastung beschrieben. (vgl. Grabbe et al. 2005, S. 28–34)

Hien und Funk (Hien und Funk 2009) kommen in ihrer Studie mit dem Titel „Pflegen bis 67?" ebenfalls zu dem Ergebnis, dass die Anforderungen an Pflegefachkräfte überdurchschnittlich hoch und mit steigendem Alter schwerer zu bewältigen sind. Hier spielen zunehmend die psychischen Anforderungen eine zentrale Rolle. Genannt werden vor allem die hohe Bedeutung von Muskel-Skelett-Erkrankungen, die Widersprüchlichkeit der Arbeit (z. B. Zeit nehmen für Patienten versus Zeitdruck) mit dem Einhergehen von Gewissens-Stress, niedrigen Handlungsspielräumen bei beruflichen Tätigkeiten und eine Überverausgabung aufgrund hoher interner und externer Erwartungshaltungen. (vgl. Hien und Funk 2009, S. 127–134)

Fischer (Fischer 2006) stellt in seiner Beanspruchungsstudie unter Zuhilfenahme des AVEM eine höhere Verausgabungsbereitschaft, ein stärkeres Perfektionsstreben sowie eine ausgeprägtere Resignationstendenz und niedrigere oder erhöhte Werte für die Distanzierungsfähigkeit von der Arbeit fest. All diese Punkte sprechen für Identifikations- und Motivationsprobleme und gelten in spezifischer Ausprägung zueinander als Risikofaktoren für die Entwicklung von Burnout und entsprechender Folgeerkrankungen. (vgl. Fischer 2006, S. 64 ff.; vgl. Köllner 2017, S. 241–242)

Aus diesen und weiteren Gründen erwägen viele Pflegekräfte ihren Beruf vorzeitig aufzugeben. Die NEXT-Studie analysiert die Ausstiegsabsichten in Relation zur Arbeitsbelastung und Arbeitsbeanspruchung im europäischen Vergleich. Demnach erwägen in Deutschland ca. 18 % der zumeist gut qualifizierten Pflegekräfte einen Berufsausstieg. Die Gründe hierfür liegen überwiegend in den als ungünstig empfundenen Arbeitsbedingungen und hohen emotionalen, kognitiven und körperlichen Belastungen. (vgl. Hasselhorn 2005, S. 129)

Bei der Anforderungsbewältigung können Ressourcen, wie hoher Handlungsspielraum, eine umfangreiche soziale Unterstützung, Selbstwirksamkeitserleben und Sinnhaftigkeit der Arbeit oder die Unterstützung durch Vorgesetzte, einen wichtigen Beitrag zur Gesunderhaltung leisten. Der Einsatz und die Nutzung solcher Ressourcen im Pflegebereich finden jedoch nicht konsequent und umfänglich statt und es lassen sich Entwicklungspotenziale, vor allem in den Bereichen Handlungsspielraum und Einflussnahme auf die Arbeitsmenge sowie Unterstützung durch Vorgesetzte, erkennen. (vgl. BIBB / BAuA 2012; vgl. Lück et al. 2019, S. 40–47)

2.2.2 Forschungsstand Pflegeausbildung

Die Pflegeausbildung findet vor dem Hintergrund der Anforderungen des Pflegeberufes statt. Es ist davon auszugehen, dass sich die genannten Belastungen auch im Kontext der Ausbildung und hier vor allem im Lernort Praxis widerspiegeln. Ebenfalls ist davon auszugehen, dass berufliche Belastungen der Pflegefachkräfte Auswirkungen auf die Ausbildung und die Ausbildungsqualität haben. Hinzu kommen noch die Anforderungen des Lernortes Theorie. Hier werden Anforderungen in Form von theoretischen und fachpraktischen Unterricht an die Auszubildenden gestellt. (vgl. Regetsching 2003, S. 343–344; vgl. Thiele 2017, S. 10)

Der „Ausbildungsreport Pflegeberufe" von 2015 (Dielmann et al. 2016) untersucht die Belastungssituation der Auszubildenden in Pflegeberufen. Bei der Frage, wodurch sich die Auszubildenden am stärksten belastet fühlen, zeichnet sich ein eindeutiges Bild ab.

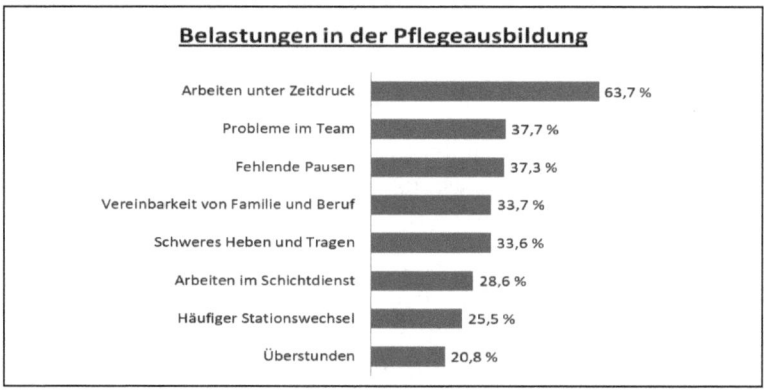

Abbildung 3 – Belastungen in der Pflegeausbildung (Quelle: In Anlehnung an Dielmann 2016, S. 47)

Fast zwei Drittel der Befragten geben an, unter hohem Zeitdruck (63,7 %) arbeiten zu müssen. Probleme im Team empfinden 37,7 % als sehr belastend. Mangelnde Erholung bei der Arbeit in Form von fehlenden Pausen geben 37,3 % als belastend an, gefolgt von einer erschwerten Vereinbarkeit von Familie und Beruf mit 27,9 %. Auch die häufigen Stations- oder Bereichswechsel werden als besonders belastend erlebt. Dies gibt rund jeder vierte Auszubildende in der Studie an (25,5 %). Zudem stellen bei ca. 20 % der Auszubildenden die zu leistenden Überstunden eine besondere Belastung dar. (vgl. Dielmann et al. 2016, S. 45–54)

Barion (Barion 2017) zeigt in einer qualitativen Befragung von Auszubildenden in der Gesundheits- und Krankenpflege das Überlastungserleben während der Ausbildung auf. Hier findet sich ein direkter Zusammenhang zwischen der Arbeitsbelastung bzw. der beruflichen Situation von Pflegefachkräften und dem Belastungserleben der Auszubildenden. Personalmangel, Arbeitsverdichtung sowie berufsbedingte psychische Belastungen, wie der Umgang mit Leid, Krankheit, Sterben und Tod werden beispielhaft genannt. Hinzu kommen weitere, ausbildungsbedingte Belastungen, wie das schwierige Verhältnis von Theorie und Praxis, eine mangelnde Praxisanleitung und das nicht abschalten können nach der Arbeit. All diese Faktoren, die für die Auszubildenden nur schwer zu bewältigen sind, führen zu einer erhöhten Beanspruchung, die in einigen Fällen auch zu Erkrankungen führen. (vgl. Barion 2017, S. 5–7)

Balzer (Balzer 2009) kommt in ihrer ebenfalls qualitativen Studie unter anderem zu folgenden Ergebnissen: Herrscht auf den Stationen Personalmangel und eine hohe Arbeitsdichte, dann kann die notwendige Anleitung nicht oder nicht in ausreichendem Maße stattfinden. Die Schüler erhalten unter diesen Umständen keine Unterstützung und werden im schlimmsten Fall sich selbst überlassen.

Pflegefremde Maßnahmen oder einzelne, losgelöste Tätigkeiten bestimmen in diesen Fällen den alltäglichen Arbeitsablauf. (vgl. Balzer 2009, S. 95–99)

Die Schüler geben an, eine Pflegepraxis zu erleben, in der sie in erster Linie funktionieren sollen und in der das ökonomische Verwertungsinteresse im Vordergrund steht. Die Unzufriedenheit mit der Ausbildung steigt nach Angaben dieser Studie im Ausbildungsverlauf tendenziell an. (vgl. Balzer 2009, S. 95–99) Ein Auszubildender des Oberkurses (3. Ausbildungsjahr) beschreibt die Arbeitssituation wie folgt:

> „Also man steckt in so einer Zwickmühle finde ich. Das ist wirklich ein Konflikt in sich. Weil, einerseits möchte man helfen, andererseits weiß man, wenn Du jetzt 5 Minuten da drin bleibst, kriegst Du da draußen direkt wieder einen auf den Deckel. Ja, man muss einfach versuchen, irgendwie vielleicht ne Minute dann trotzdem dem Patienten kurz zuzuhören, halt ihn nicht sofort abzuwürgen. Ein bisschen zu beruhigen oder so… und dann halt wieder sich dem anpasst, was die Schwestern wollen oder wie das der Tagesablauf möchte im Krankenhaus." (Balzer 2009, S. 104)

Ein anderer Oberkursschüler beschreibt die Differenz zwischen Theorie und Praxis folgendermaßen:

> „Also man lernt auch, überhaupt in der Theorie sehr viel noch, auch das Zwischenmenschliche, viel so mit Kommunikation, all das. Da hab ich das Gefühl, dass das fast komplett wegfällt. Das wird kaum angewandt." (Balzer 2009, S. 106)

Ausschlaggebend für das Belastungs- und Beanspruchungserleben der Auszubildenden scheinen primär die Anforderungen in der praktischen Ausbildung zu sein. (vgl. Dielmann et al. 2016, S. 10 ff.)

In einer Befragung von Seeliger und Strobel (Seeliger und Strobel 2009) geben 29 % der Auszubildenden an, sich intensiv mit einem Berufsausstieg zu befassen oder in der Vergangenheit befasst zu haben. In 66 % der Fälle wird die Situation der praktischen Ausbildung als Grund hierfür genannt.

Sowohl die Arbeitsbedingungen selbst als auch eine unzureichende Anleitung während der praktischen Ausbildung scheinen sich negativ auszuwirken. (vgl. Seeliger und Strobel 2009, S. 104)

Thiele (Thiele 2017) kommt bei ihrer Befragung zur Entstehung von Belastungen bei Auszubildenden in der Gesundheits- und Krankenpflege während der praktischen Einsätze zu ähnlichen Ergebnissen. Sie beschreibt die Anpassungsleistungen, die ein Auszubildender in der Gesundheits- und Krankenpflege leisten muss um in einem Team akzeptiert zu werden, als hohe Belastung. Vor allem kurz vor dem Einsatz ist diese hoch, da die Auszubildenden die Teammitglieder oft nicht kennen und nicht wissen, wie sie auf der Station bzw. dem neuen Einsatzort aufgenommen werden.

Auch die Schülerrolle stellt Anforderungen an die Auszubildenden. Die Abhängigkeit von den examinierten Pflegefachkräften und der Praxisanleitung ist hoch und lässt ein Machtgefälle erkennen, das sich auch in den Einsatzbeurteilungen widerspiegelt. Dementsprechend wird die Beurteilung von Leistungen und das Ausstellen von Zeugnissen ebenfalls als belastend empfunden.

Die Auszubildenden geben an, dass die Notenfindung insgesamt sehr subjektiv geprägt ist. Bessere Noten erhält man, wenn Handlungen den Arbeitsweisen der Pflegefachkräfte angepasst werden. Auch das aktive Vermeiden von Konflikten führt zu besseren Noten. Daher entsteht bei vielen Auszubildenden der Wunsch nach einer begründeten und nachvollziehbaren Benotung. Zuletzt wird in der Studie der Theorie-Praxis-Transfer beleuchtet. Dieser stellt ebenfalls dann eine Belastung dar, wenn sich die Differenz der beiden Lernorte vergrößert und Pflegefachkräfte ohne Begründung stark von den in der Theorie erworbenen Handlungen abweichen. (vgl. Thiele 2017, S. 11–27)

Die Rahmenbedingungen und die berufsspezifischen Belastungen und Anforderungen unter denen die Ausbildung stattfindet, führen vor allem zu psychischen Beanspruchungen der Auszubildenden, die sich häufig negativ auswirken. Die Ausbildungssituation nimmt beispielsweise direkten Einfluss auf die Motivation der Auszubildenden. Zum Ausbildungsstart wird die eigene Motivation von Berufseinsteigern in der Regel hoch bewertet. Grund hierfür ist u. a. die Aussicht auf die Ausübung eines als sinnvoll erachteten Berufs, bei dem der „Kontakt zum Menschen" und das „helfen können" im Vordergrund stehen. Auch das „Arbeiten im Team" und „das Ausüben einer interessanten und abwechslungsreichen Tätigkeit" wirken motivierend. (vgl. Veit 1996, S. 61–62; vgl. Regetsching 2003, S. 342)

Die Motivation lässt schon nach kurzer Zeit nach. Bereits während des ersten Ausbildungsjahres zeigen sich beginnende Demotivierungs- und Demoralisierungstendenzen. (vgl. Schiffer 2015, S. 36-37)

Die idealistische Einstellung weicht immer mehr einer realistischeren Einschätzung des Berufes. Das Interesse an der Pflege, die uneigennützige Haltung und die Kontaktfreudigkeit verlieren an Stellenwert.

Dies liegt laut Regetsching in den täglichen Anforderungen bzw. Belastungen des Pflegeberufes begründet, denen ungünstige Rahmen- und Arbeitsbedingungen gegenüber stehen. Es kommt zur Unzufriedenheit, vor allem, wenn es keine Anerkennung für die geleistete Arbeit gibt. (vgl. Regetsching 2003, S. 342-344)

Anhaltspunkte für die beginnende Demotivierung sind unter anderem im Rückgang der Bedeutung kommunikativer und emotionaler Motive zu finden. Die Zufriedenheit der Auszubildenden mit dem Einkommen, der Ausbildung an sich und der Freizeit sinken rasch ab und sprechen ebenfalls für einen Verlust an Motivation. (vgl. Regetsching 2003, S. 343)

Becker (Becker 1999) und Engelkamp (Engelkamp 2002) beschreiben eine Abnahme des Arbeitsengagements als sichtbares Zeichen der Demotivierung, die mit einer sinkenden Leistungskurve der Auszubildenden einhergeht. Die emotionale Bindung zum Beruf und zur Ausbildung kann verloren gehen, so dass es zu erhöhten Abbruchquoten kommt. Die Abbruchquoten liegen, je nach Untersuchung, zwischen 10 % und 25 % aller Auszubildenden. (vgl. Engelkamp 2002, S. 86; vgl. Becker 1999, S. 4-11)

Dass die Anforderungen einen Einfluss auf den Berufsausstieg haben, bestätigt sich in einer Studie von Barbian und van de Loo (Barbian und van de Loo 2011). Auszubildende beschreiben als Gründe für den Ausbildungsabbruch verschiedene, individuell wahrgenommene Drucksituationen, die im zeitlichen Verlauf den Wunsch, die Ausbildung abzubrechen, bekräftigen. In der Studie können drei unterschiedliche Bereiche identifiziert werden, welche die Drucksituationen auslösen. Der private Bereich, der berufliche Bereich und das defizitäre

Vorwissen über den zu erlernenden Beruf, das im Einzelfall zu falschen Vorstellungen über den Beruf führt und im Verlauf korrigiert werden muss. Das Druckerleben resultiert aus individuell erlebten Situationen aus dem beruflichen und privaten Umfeld, das psychische und physische Auswirkungen auf den Auszubildenden hat, so dass am Ende, nach einer Abwägungsphase, die Auflösung des Ausbildungsverhältnisses steht. (vgl. Barbian und van de Loo 2011, S. 99 ff.)

Ritter-Lempp (Ritter-Lempp 2013) stellt in ihrer Studie fest, dass Auszubildende in der Altenpflege noch nicht in einem kritischen Maße durch arbeitsbedingte Belastungen beeinträchtigt sind. Allerdings wird ein negatives Verhältnis von aktiven zu passiven Coping-Strategien bemängelt. Dies führt laut Ritter-Lempp nicht zu Beeinträchtigungen, da die Auszubildenden auf ausreichende Ressourcen zurückgreifen können. (vgl. Ritter-Lempp 2013, S. 3)

Fischer (Fischer 2006) untersucht die Situation der Pflegeschüler anhand von persönlichkeitsspezifischen Mustern, die sich im Verhalten und Erleben widerspiegeln. Der Ansatz bezieht Belastungsfaktoren und arbeitsbezogene Ressourcen in die Analyse mit ein. Es wird aufgezeigt, dass zu Beginn der Ausbildung vor allem die Muster dominieren, die von Engagement und aktiver Anforderungsbewältigung gekennzeichnet sind. Im Verlauf der Ausbildung nehmen dann zum einen die Muster zu, die durch eine Schutzhaltung gegenüber beruflichen Belastungen gekennzeichnet sind und zum anderen die Muster, die mit Resignationstendenzen, reduziertem Arbeitsengagement und deutlich verminderter Belastbarkeit einhergehen. (vgl. Fischer 2006, S. 74)

2.2.3 Zusammenfassung Forschungsstand

Die Studienlage zu den Belastungen und Beanspruchungen der Auszubildenden weist auf schwierige Rahmenbedingungen und ungünstige Einstellungen gegenüber der Arbeit hin (vgl. Regetsching 2003, S. 342 ff.). Das Belastungserleben im theoretischen Bereich bleibt auf

Prüfungsleistungen und den Theorie-Praxis-Transfer beschränkt. Belastungen werden primär im Bereich der praktischen Ausbildung identifiziert. (vgl. Dielmann et al. 2016, S. 47)

Die Abhängigkeit von examinierten Pflegekräften ist groß, vor allem wenn es um Unterstützungsangebote und Beurteilungen geht. Konflikte werden z. T. aktiv vermieden, um drohenden Sanktionen aus dem Weg zu gehen. Das Rollengefüge lässt ein deutliches Machtgefälle zu Ungunsten der Auszubildenden erkennen. (vgl. Thiele 2017, S. 9 ff.)

Personalmangel, Arbeitsverdichtung, der Umgang mit Leid, Krankheit und sterbenden Menschen stellen Belastungen im Pflege- und Ausbildungsalltag dar. Bei Personalmangel findet häufig keine Anleitung statt und die Auszubildenden bleiben sich selbst überlassen (vgl. Balzer 2009, S. 95 ff.)

All diese Faktoren sind für Auszubildende schwer zu bewältigen und führen zu einer sinkenden Motivation und Arbeitszufriedenheit. Der Idealismus zu Beginn der Ausbildung weicht einer realistischeren, oft desillusionierenden Sichtweise. Die eigenen Erwartungen an sich und den Beruf können mitunter nicht erfüllt werden und scheitern an der Realität. Als Folge hoher Anforderungen kommt es vermehrt zu Ausbildungsabbrüchen. (vgl. Engelkamp 2002, S. 86 ff.)

In den Studien finden psychische Anforderungen und deren Auswirkungen kaum Berücksichtigung. Primär werden die Ausbildungsbedingungen aufgegriffen und hinsichtlich ihrer Auswirkungen analysiert. In einigen Studien werden mögliche Interventionen im Rahmen der praktischen Ausbildung genannt (vgl. Thiele 2017, S. 20 ff.). Unklar bleibt, welche Wirkung diese haben. Auf persönliche Ressourcen, wie der AVEM sie aufzeigt, wird in der Studie von Fischer (vgl. Fischer 2006, S. 74 ff.) eingegangen. Ein detailliertes und aktuelles Bild der Beanspruchungsmuster liegt nicht vor.

2.3 Gesundheit und Beanspruchung

Fragen zur psychischen Belastung und Beanspruchung rücken immer mehr ins Blickfeld der Forschung. Es ist von großem Interesse zu wissen, welche Belastungen die Gesundheit gefährden und welche Faktoren schützende Eigenschaften besitzen. Doch nicht jede Belastung stellt eine Gesundheitsgefahr dar. Belastungen sind normaler Bestandteil des (Arbeits-)Lebens. (vgl. Joiko et al. 2010, S. 12) Daher soll die Thematik differenziert betrachtet werden.

In der Vergangenheit kamen traditionell eher symptomorientierte psychologische Verfahren zum Einsatz, die gesundheitsrelevante Belastungseffekte erfassten, die sich in Beschwerde- und Symptomlisten widerspiegelten, die eine Gesundheitsgefahr darstellten.

Im Verlauf wurden diese Ansätze durch gesundheitspsychologische Konzepte erweitert, die neben den Entstehungsfaktoren für Krankheit auch stärker nach gesunderhaltenden Faktoren suchten und die Ressourcen einer Person berücksichtigten. In diesem Rahmen finden zunehmend Haltungen und Einstellungen in Bezug auf Arbeitsanforderungen Berücksichtigung. (vgl. Nerdinger et al. 2014, Pos. 20231)

In der vorliegenden Arbeit wird Bezug genommen auf Forschungsrichtungen, Konzepte und Modelle, die die persönlichkeitsspezifische Art der Bewältigung beruflicher Anforderungen als besonders gesundheitsrelevant ansehen und die das ressourcenorientierte Salutogenese-Konzept bei der Untersuchung von Belastungen mit einbeziehen. (vgl. Wolf 2016, S. 451)

Die Konzepte zur Beschreibung von Belastung und Beanspruchung kommen vorwiegend aus der psychologischen Stressforschung.

Der Umgang mit Stress spielt in allen Konzepten eine zentrale Rolle bei der Erhaltung der Gesundheit und bei der Entstehung von Krankheit. (vgl. Richter 2000, S. 10)

Die Tabelle 2 gibt einen Überblick über die verschiedenen Ansätze, ohne den Anspruch auf Vollständigkeit zu erheben.

Theoretischer Hintergrund

Kategorien	Beschreibung	Bezeichnung	Vor / Nachteile	Autoren
Reizorientierte Stressmodelle.	In diesen Konzepten wird Stress als unabhängige Variable gesehen und durch Belastungsfaktoren aus der Umwelt definiert.	Anforderungs - Belastungs – Konzept.	Trifft keine Aussagen über Unterschiede bezüglich der Reaktion auf die Belastung.	Rohmert & Rutenfranz (vgl. Rohmert & Rutenfranz, 1975)
Reaktions- orientierte Stressmodelle.	Stress (Erregung) wird als unspezifische Reaktion des Körpers auf jede Anforderung definiert.	Reaktions- orientiertes Stress-Modell (Allg. Adaptions-Syndrom).	Unzureichende Berücksichtigung individueller Unterschiede in Wahrnehmung & Bewältigung von Belastungen.	Selye (vgl. Selye, 1976)
Kognitive Stressmodelle.	Stresssituationen werden als komplexe und dynamische Interaktions- und Transaktionsprozesse zwischen den Anforderungen der Situation und der handelnden Person beschrieben. Ob bei einer Person Stress entsteht, hängt stark von der individuellen Bewertung der Situation und dem Vorhandensein ausreichender Ressourcen ab.	Transaktionales Stress-Modell.	Berücksichtigt Ressourcen in Form von Bewältigungsstrategien. Grundlage für Präventionsmaßnahmen (Verhaltensprävention).	Lazarus (vgl. Lazarus & Folkman, 1984)
Stress – Ressourcen – Modelle.	Ressourcen zur Bewältigung von Belastungen / Anforderungen werden in das Zentrum der Betrachtung gerückt. Je nach Modell werden unterschiedliche Schwerpunkte gesetzt.			
Schwerpunkt: Charakteristika der Tätigkeit.	Stress hängt vom Ausmaß der Anforderungen und dem Grad des Entscheidungsspielraums in einer Situation ab.	Anforderungs - Kontroll – Modell.	Berücksichtigt unzureichend individuelle Unterschiede bei der Bewältigung & Entwicklung der Stresssymptome.	Kasarek & Theorell (vgl. Karasek, 1979)
Schwerpunkt: Ausgewogenes Verhältnis zw. Anstrengungen und Belohnung.	Stress hängt vom Ausmaß der Anforderungen, von Entscheidungsspielräumen und davon ab, ob sich die Bewältigung der Anforderungen lohnt.	Modell beruflicher Gratifikations-krisen.	Erweiterung des Anforderungs - Kontroll – Modells um die individuellen Unterschiede bei der Wahrnehmung und Bewältigung.	Siegrist (vgl. Siegrist, 1996)
Schwerpunkt: Personenbezogene Ressourcen.	Personen verfügen selbst über stressreduzierende Ressourcen in Form von Persönlichkeitsmerkmalen, Handlungsmuster und kognitive Überzeugungen.	Salutogenese / Kohärenzgefühl.	Verstehbarkeit, Handhabbarkeit und Sinnhaftigkeit dienen als Ressource.	Antonovsky (vgl. Antonovsky, 1987)
Schwerpunkt: Persönlichkeits-eigenschaften.	Handlungsmuster bzw. Verhaltensstile fördern oder erschwaren die Bewältigung von stressigen Situationen.	Typ- A- Verhaltens-konzept.	In spezifischen Verhaltensmustern liegen Anforderungen und Ressourcen. (Leistungs-orientierung, Ehrgeiz, Konkurrenzverhalten)	Friedman und Rosenman (vgl. Friedman & Rosenman, 1975)
Schwerpunkt: Stabile Verhaltens- und Erlebensmerkmale.	Stress hängt von der Art und Weise ab, wie Personen beruflichen Anforderungen begegnen. In stabilen Verhaltensmustern liegen Anforderungen und Ressourcen.	Arbeitsbezogene Verhaltens- und Erlebensmuster (AVEM –Ausein-andersetzung mit Typ A Muster).	Personale Ressourcen und Coping Strategien werden gemeinsam betrachtet.	Schaarschmidt und Fischer (vgl. Schaarschmidt & Fischer, 2008)
Schwerpunkt: Balance von Anforderungen und Ressourcen.	Anforderungen und Ressourcen stehen im Gleichgewicht. Ein Ungleichgewicht führt zu Stress.	Anforderungs-Ressourcen-Modell.	Ressourcen (jeglicher Art) werden zur Bewältigung von Anforderungen eingesetzt.	Becker (vgl. Becker, 2003)

Tabelle 2 – Übersicht Stressmodelle

2.3.1 Das Belastungs- und Beanspruchungsmodell

Jede Tätigkeit geht mit psychischen Belastungen einher. Diese sind normaler und notwendiger Bestandteil der Arbeit. Der in der DIN EN ISO 10075-1 beschriebene Belastungsbegriff wird daher neutral, als die *„Gesamtheit aller erfassbaren Einflüsse, die von außen auf den Menschen zukommen und psychisch auf ihn einwirken"*, beschrieben. (Joiko et al. 2010, S. 9)

Belastungen wirken auf alle Personen, die sich diesen aussetzen, gleichermaßen ein. Psychische Belastungen können sich aus dem Tätigkeitsinhalt, der Arbeitsumgebung, der Arbeitsorganisation, den Arbeitsmitteln oder auch aus besonderen Bedingungen (z. B. psychosoziale oder betriebliche Rahmenbedingungen) ergeben.

Von besonderem Interesse ist die Frage, wie sich die unterschiedlichen, mit der Arbeit einhergehenden psychischen Belastungen auswirken, d. h. wie die jeweilige psychische Beanspruchung aussieht und welche Folgen sie im Individuum hervorruft. Das in Abbildung 4 dargestellte Belastungs- Beanspruchungsmodell ist angelehnt an Rohmert und Rutenfranz. Es hat eine weite Verbreitung in der Arbeitswissenschaft gefunden und dient als Rahmenmodell für die Erklärung von Belastung und Beanspruchung (vgl. Rohmert und Rutenfranz 1975).

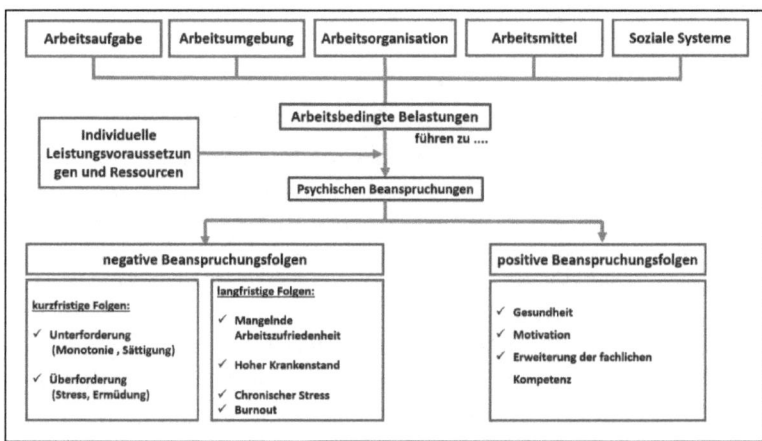

Abbildung 4 – Modell zur Belastung und Beanspruchung
(Quelle: In Anlehnung an Joiko 2010, S. 11)

Psychische Beanspruchung wird in der DIN ISO 10075-1 definiert als:

"die unmittelbare (nicht langfristige) Auswirkung der psychischen Belastung im Individuum in Abhängigkeit von seinen jeweiligen überdauernden und augenblicklichen Voraussetzungen, einschließlich der individuellen Bewältigungsstrategien". (Joiko et al. 2010, S. 10)

Psychische Beanspruchungen entstehen als unmittelbare Auswirkung der Belastung. Da Belastungen durch spezifisches subjektives Verhalten verarbeitet werden, können gleiche Belastungen Individuen unterschiedlich beanspruchen. Zu den spezifischen Einflussfaktoren gehören beispielsweise Erfahrungen, Fähigkeiten und Fertigkeiten, Motivation, aber auch generelle Möglichkeiten, mit psychischen Belastungen umzugehen (vgl. Bamberg et al. 2006, S. 8–9).

In Folge einer Beanspruchung können sich sowohl positive, als auch negative Konsequenzen ergeben, die in kurzfristige und langfristige Beanspruchungsfolgen eingeteilt werden. (vgl. Nawrath 2005, S. 13)

2.3.1.1 Kurzfristige Folgen von Beanspruchung

Kurzfristige Beanspruchungsreaktionen können im positiven Sinne anregend und aktivierend wirken und zur Weiterentwicklung persönlicher Fähigkeiten beitragen und die Motivation steigern. Die negativen Effekte liegen hingegen in einer raschen Ermüdbarkeit bzw. in ermüdungsähnlichen Zuständen oder sie treten in Form von Stressreaktionen auf. (vgl. Joiko et al. 2010, S. 9–11)

2.3.1.2 Langfristige Folgen von Beanspruchung

Langfristig positive Folgen der Beanspruchung bestehen in der Weiterentwicklung körperlicher und geistiger Fähigkeiten, in Übung und Routine und in der Gesunderhaltung durch Einsatz von erworbenen Bewältigungsmustern. Langfristig negative Folgen, z. B. durch anhaltenden Stress, drücken sich in allgemeinen psychosomatischen Erkrankungen und Störungen, wie beispielsweise Verdauungsstörungen, Kopfschmerzen und Herzbeschwerden, in erhöhten Fehlzeiten, Fluktuationen und Frühberentungen oder in einer Burnout-Symptomatik aus. (vgl. Joiko et al. 2010, S. 11)

Die Folgen von Beanspruchungen können auf der Verhaltens-, der Erlebens- und der körperlichen Ebene registriert werden (vgl. Nawrath 2005, S. 13). Daher kommt dem Verhalten und Erleben von Personen, vor allem in Hinblick auf Stress und Stressfolgen wie dem Burnout, eine besondere Bedeutung zu.

2.3.2 Das Typ-A Verhaltenskonzept

Das Typ-A Verhaltenskonzept von Friedman und Rosenman (Friedman und Rosenman 1975) geht davon aus, dass der Persönlichkeit und dem persönlichkeitsspezifischen Verhalten und Erleben eine mitentscheidende Rolle für gesundheitliche Entwicklungsverläufe zukommt. Neben kognitiven Überzeugungen und negativen Haltungen und Einstellungen können ungünstige Handlungsmuster stressfördernd wirken und eine erfolgreiche Bewältigung von Anforderungen erschweren oder gar verhindern. Solche Verhaltensstile führen nicht selten zu einer generalisierten Ineffizienz im Umgang mit potenziellen Stressoren und können im Verlauf zu einem Kontrollverlust mit weiter steigendem Stressempfinden führen.

Die Verhaltensmuster beziehen sich primär auf das Arbeitsengagement und zeichnen sich durch eine übersteigerte Verausgabungsbereitschaft, eine hohe Leistungs- bzw. Wettbewerbsorientierung, einem verstärkten Konkurrenzverhalten, einer Unfähigkeit zur Erholung und Entspannung und durch Ruhelosigkeit sowie beruflichen Ehrgeiz aus. (vgl. Schaarschmidt und Fischer 2008, S. 7) Sie wurden zuerst bei Herzpatienten beobachtet, was zu der Annahme führte, dass insbesondere Personen mit Typ-A Verhalten anfälliger für Stress und damit einhergehenden längerfristigen körperlichen Beschwerden sind als Personen, die diese Verhaltensweisen nicht zeigen (Typ-B Verhalten). Prägen sich zudem aggressive Verhaltensweisen aus, führt dies häufig zu sozialer Isolation und damit zum Wegfall wichtiger sozialer Ressourcen. Somit kann die persönliche Art und Weise, wie berufliche Anforderungen bewältigt werden, gesundheitsförderlich oder gesundheitsschädigende Auswirkungen haben. (vgl. Nerdinger et al. 2014, Pos. 20512)

Dem Typ A ähnliche Verhaltensmuster sind, aufgrund einer problematischen Motivation, bei der „Helferpersönlichkeit" anzutreffen. Überengagement und eine hohe Einsatzbereitschaft trotz erheblicher Frustrationsquellen sind typisch für diesen Persönlichkeitstyp, der häufig in psychosozialen Berufen anzutreffen ist. Dieser Mitarbeitertyp versucht durch sein Verhalten unbewusst Anerkennung und Selbstwert zu erlangen. Gelingt dies nicht, fühlen sich diese Personen wertlos und haben das Gefühl versagt zu haben, was mit Dauerstress einhergeht, der weitreichende Folgen haben kann. (vgl. Schmidbauer 2002, S. 7)

2.3.3 Die Salutogenese (Stress-Ressourcen-Modell)

Die Einführung des Ressourcenbegriffs hängt eng mit Aaron Antonovsky zusammen, der ein salutogenetisches Stressbewältigungsmodell entwickelte, in dem die Frage nach den gesunderhaltenden Faktoren im Vordergrund stand und nicht wie bis dato üblich, die krankmachenden. Der (psychische) Gesundheits- und Krankheitszustand eines Menschen wird nach Antonovsky im Wesentlichen durch seine Grundhaltung bzw. seinem Kohärenzgefühl bestimmt.

Das Kohärenzgefühl (engl. SOC – Sense of coherence) gehört dem Ressourcenbereich Erwartungen und Überzeugungen an und beinhaltet die Komponenten Verstehbarkeit, Handhabbarkeit und Sinnhaftigkeit. (vgl. Bengel et al. 2001, S. 28–30) Es ist eine globale Orientierung die ausdrückt, in welchem Ausmaß eine Person ein überdauerndes und dennoch dynamisches Gefühl der Zuversicht hat, das Ereignisse bzw. Anforderungen der eigenen inneren und äußeren Erfahrungswelt im Verlauf des Lebens strukturiert, vorhersagbar und erklärbar sind. Es sagt auch aus, welche Ressourcen verfügbar sind, um Anforderungen zu bewältigen und ob es sich lohnt, sich mit den Anforderungen als Herausforderung auseinander zu setzen. (vgl. Antonovsky 1987, S. 19; vgl. Bengel et al. 2001, S. 30)

Die Aufrechterhaltung der Gesundheit hängt im Modell der Salutogenese zudem von Schutzfaktoren, sogenannten generalisierten Widerstandsressourcen, ab. Dazu zählen unter anderem materieller Wohlstand, Wissen, Intelligenz, Flexibilität, Weitsichtigkeit beim Lösen von Problemen und Stressvermeidungsstrategien. Die Schutzfaktoren unterstützen die Anforderungsbewältigung und fördern den Kohärenzsinn. (vgl. Bengel et al. 2001, S. 34) Sie nehmen direkt Einfluss auf das von Antonovsky vorausgesetzte Gesundheits- und Krankheitskontinuum, welches unterschiedliche Zustände von Gesundheit und Krankheit beschreibt. Antonovsky geht davon aus, dass niemand nur gesund oder nur krank sein kann.

Vielmehr stecken in jedem Menschen gesunde Anteile, die durch den Einsatz von Ressourcen gefördert werden können. (vgl. Franke 2006, S. 160–161)

2.3.4 Verortung des AVEM

Das Erhebungsinstrument (Fragebogen) AVEM ist in der kritischen Auseinandersetzung mit dem Salutogenesekonzept und dem Typ A Verhaltens Konzept entstanden. Übernommen wurde die Ressourcenorientierung und das Prinzip, die persönliche Art und Weise der Bewältigung beruflicher Anforderungen zum entscheidenden Kriterium für gesundheitsbezogene Aussagen zu machen. (vgl. Wolf 2016, S. 451)

Im Vordergrund stehen die Erfassung relativ stabiler Verhaltens- und Erlebensmuster, die als Ressourcen zur Bewältigung von beruf-

Theoretischer Hintergrund

lichen Anforderungen eingesetzt und in ihrer Gesamtheit betrachtet, Aussagen über gesundheitsförderliche und gesundheitsgefährdende Verhaltens- und Erlebensweisen möglich machen. Neben dem Arbeitsengagement werden die psychische Widerstandskraft und der Bereich der Emotionen betrachtet. Diese drei Merkmalsbereiche weisen unterschiedliche Schwerpunkte auf. Beim Arbeitsengagement hat die Distanzierungsfähigkeit (Erholungsfähigkeit) eine große Bedeutung. Bei der erlebten Widerstandskraft stehen eine optimistische Lebenseinstellung, insbesondere der Kohärenzsinn und der Selbstwirksamkeitsgedanke im Vordergrund. Im dritten Bereich, dem der Emotionen, wird die soziale Unterstützung als psychologischer Schutzfaktor aufgegriffen. (vgl. Schaarschmidt und Fischer 2008, S. 9–10) Schaarschmidt und Fischer gehen davon aus, dass es einen Unterschied macht, ob starke Verausgabung im Beruf vor dem Hintergrund höherer Belastbarkeit stattfindet und zu Ergebnissen führt, die als Erfolge erlebt werden, oder ob ein überhöhtes Engagement in Verbindung mit geringen Widerstandsressourcen und gesteigerter Anstrengung zu Misserfolgserleben führt. Im ersten Fall dürfte kaum eine Gesundheitsgefahr auftreten, im zweiten Fall sehr wohl. (vgl. Schaarschmidt und Fischer 2008, S. 7)

Das AVEM erfasst mehr als Belastungssymptome in Form von körperlichen und psychischen Beeinträchtigungen und Beschwerden. Es fragt vielmehr nach Haltungen und Einstellungen, erlebten Kompetenzen und Gefühlen und betont damit die aktive Rolle der Person in seinem Verhältnis zu beruflichen Anforderungen. Die Person ist aus dieser Sicht nicht mehr Opfer ihrer Belastungen, sondern sie kann die persönlichen Beanspruchungsverhältnisse durch die eigenen Verhaltens- und Erlebensweisen und durch das Einbringen persönlicher Ressourcen mitgestalten. (vgl. Schaarschmidt und Fischer 2008, S. 7–8)

Der Fragebogen AVEM hat auch hinsichtlich der Burnout-Symptomatik an Bedeutung gewonnen, denn es werden nicht allein symptombezogene Beschwerden erhoben, sondern die spezifischen Bewältigungsmuster aufgrund persönlicher Ressourcen erfasst, die einen Burnout wahrscheinlicher oder unwahrscheinlicher werden lassen. (vgl. Huber 2014, S. 7)

2.3.5 Stress und Stressmodelle

Stress ist ein Schlüsselbegriff für das Verständnis der Entstehung gesundheitlicher Beeinträchtigungen und Krankheiten. Die vielfältigen Belastungen des Pflegeberufs wie Personalmangel, Zeitdruck, Schichtdienst aber auch Gefühls- und Beziehungsarbeit mit kranken Menschen und verschiedene stressförderliche Einstellungen und persönliche Überforderungen (Über-Engagement, Helferpersönlichkeit) oder Konflikte im zwischenmenschlichen Bereich, können zu einer Art Dauerbelastung führen und damit zum Berufsstress. (vgl. Kulbe 2001, S. 204)

In der Entwicklungsgeschichte des Menschen war Stress zunächst ein positives und überaus nützliches Überlebensprogramm. Auf Anforderungen aus der Umwelt kann der Mensch mit Hilfe der Stressreaktion in Form von Hormonausschüttung, körperlicher Aktivierung und Erholung schnell reagieren. Nach Abklingen dieser Sofortreaktion werden die Stresshormone wieder abgebaut und der Körper schaltet in den „Normalbetrieb". Hält die Stressreaktion dauerhaft an, geraten Körper und Seele unter Druck. Heute wird Stress daher nicht mehr unbedingt positiv bewertet. (vgl. Kulbe 2001, S. 206)

Die ursprüngliche Definition von Stress für den Bereich der Psychologie und Medizin wurde von Hans Selye (Selye 1976) eingeführt. Er beschreibt Stress wie folgt:

„Den Belastungen, Anstrengungen und Ärgernissen, denen ein Lebewesen täglich durch viele Umwelteinflüsse ausgesetzt ist (…) können einen aus dem persönlichen Gleichgewicht bringen und seelisch und körperlich unter Druck setzen. Stress ist ein psycho-

physischer Hochspannungszustand, der auf Dauer zu gesundheitlichen Schäden führt". (Selye 1976, zitiert nach Kulbe 2001, S. 206)

Nicht Stress an sich macht krank, sondern dauernder Stress und mangelnde Erholungszeiten. Die Stressdosis ist demnach entscheidend. Stress kann durchaus positive, motivations- und leistungssteigernde Wirkungen haben. Man unterscheidet heutzutage in der Wissenschaft nach dem Konzept von Selye zwischen positivem (Eustress) und negativem Stress (Disstress). Die griechische Vorsilbe „eu" steht für „gut, richtig oder leicht". Es handelt sich demnach um einen Reiz, der positiv auf den Menschen einwirkt und sein Handeln günstig beeinflusst. Die Wirkung von Eustress auf den Organismus hat eine erhöhte Aufmerksamkeit zur Folge und fordert den Körper zu maximaler Leistungsfähigkeit heraus. Im Gegensatz dazu ist Disstress der negative Reiz, der auf einen Menschen wirkt. Die griechische Vorsilbe „dis" bedeutet „schlecht". Es kann sich dabei um Reize handeln, die bedrohlich wirken oder das Individuum überfordern. Inwieweit Disstress den Einzelnen beansprucht, hängt von seinen individuellen Eigenschaften und seinen Copingstrategien ab. Eine andauernde, hochfrequente Einwirkung von Disstress auf ein Individuum kann zu einer Fehlbelastung führen, in deren Folge sich eine Burnout-Symptomatik, mit physischen und psychischen Gesundheitsproblemen, entwickeln kann. (vgl. Seiboth 2016, S. 6)

2.3.6 Burnout

Burnout ist eine ernste Gesundheitsstörung, die in direktem Bezug zum Arbeitsleben steht. Vor allem helfende Berufe werden mit Burnout, der als Zustand andauernder Erschöpfung infolge von chronischem Stress beschrieben werden kann, in Verbindung gebracht. (vgl. Kuhnert 2010, S. 129)

Nicht jede Person weist jedoch sofort eine umfängliche Burnout-Symptomatik auf, wenn sie auf berufliche Anforderungen mit

Erschöpfung oder Resignation reagiert. Die bereits angesprochenen symptomorientierten Ansätze, stoßen bei der Diagnostik an Grenzen, denn sie berücksichtigen primär die Beschwerden und Beeinträchtigungen und nicht die persönlichkeitsspezifischen Einstellungen, Verarbeitungs- und Reaktionsweisen, die für die Entstehung und Unterhaltung des Burnout mitverantwortlich sind. (vgl. Schaarschmidt 2012)

Für die Betrachtung der Burnout-Symptomatik in dieser Arbeit und in Bezug auf die Ausbildung in Pflegeberufen ist der persönlichkeitszentrierte Ansatz besonders interessant. Im Vergleich zum arbeits-, organisations- und umweltbezogenen Ansatz (vgl. Maslach und Leiter 2001), in denen Belastungen und der daraus resultierende Stress am Arbeitsplatz in äußeren Einflüssen, wie niedrige Bezahlung, geringer Handlungs- und Entscheidungsspielraum, Zeitdruck, monotone, sich permanent wiederholende Arbeitsprozesse, mangelnde soziale Unterstützung oder fehlendes Feedback begründet wird (vgl. Röhrig und Reiners-Kröncke 2003, S. 40), stellt der persönlichkeitsspezifische Ansatz die individuelle Persönlichkeit des Betroffenen in den Fokus der Betrachtung. Burnout ist demnach auf ein Ungleichgewicht zwischen Idealvorstellung des beruflichen Alltags und der tatsächlichen Wirklichkeit zurück zu führen. (vgl. Röhrig und Reiners-Kröncke 2003, S. 29)

Ein hoher Idealismus oder unrealistische Erwartungen in Verbindung mit hohem Engagement seitens des Helfenden können zu emotionaler und geistiger Erschöpfung, Entfremdung oder Desillusionierung führen, wenn ungünstige Bewältigungsstrategien vorliegen. Es entsteht ein Missverhältnis zwischen dem, was eine Person bereit ist zu investieren und dem, was er dafür zurückbekommt. (vgl. Weimer und Pöll 2012, S. 18; vgl. Schmidt 2015, S. 36–37) Das erlebte Missverhältnis von Geben und Empfangen bezieht sich in der Regel auf zwei Aspekte. Zum einen auf die zu versorgende Person bzw. den zu versorgenden Personenkreis und zum anderen auf die Institution. (vgl. Schaarschmidt 2012)

Ein aussagekräftiges Modell zur Erklärung von Gesundheit und Krankheit, das verschiedene der beschriebenen Modelle und Konzepte integriert, ist das systemische Anforderungs- und Ressourcenmodell von Peter Becker (vgl. Becker 1992). Mit Hilfe dieses Modells kann der Grad der Gesundheit einer Person auf dem Gesundheits-Krankheitskontinuum beschrieben werden. Kern des Modells ist die psychische Gesundheit, die als Persönlichkeitseigenschaft eine Ressource bei der Bewältigung von Anforderungen darstellt. (vgl. Franzkowiak und Franke 2011, S. 548)

2.4 Das Systemische Anforderungs- und Ressourcenmodell

Das systemische Anforderungs- und Ressourcenmodell nach Becker führt die Wechselwirkungen zwischen internen und externen Anforderungen und den Ressourcen einer Person zu einer geschlossenen Theorie der seelischen und körperlichen Gesundheit zusammen. Becker geht davon aus, dass es enge Zusammenhänge zwischen psychischen und somatischen Symptomen gibt und krankmachende wie gesunderhaltende Faktoren in gleichem Maße für körperliche und seelische Störungen relevant sind. So sind verschiedene Maßnahmen zur Förderung und Erhaltung der seelischen Gesundheit zugleich als Maßnahmen zur Förderung und Erhaltung der körperlichen Gesundheit wirksam. (vgl. Becker 2006, S. 26–30)

Das SAR zeichnet sich durch sein ganzheitliches Verständnis von Gesundheit und Krankheit aus. Im Unterschied zum Modell der sozialen Gratifikationskrisen, das zahlreiche Parallelen und Übereinstimmungen mit dem SAR aufweist, bleibt es nicht auf das Erwerbsleben beschränkt, sondern integriert weitere Lebensbereiche wie Ausbildung, Weiterbildung, Familie und Freundeskreis, sowie sonstige Umweltbereiche. Auch die motivationalen Grundlagen werden im SAR Modell betrachtet. Neben den Bedürfnissen der Selbstwirksamkeit und dem Kontrollstreben, der positiven Selbstbewertung und dem Bedürfnis der Selbstintegration und Bindung, bezieht das SAR weitere motivationale Aspekte, wie die physiologische Bedürfnisbefriedigung, das Explorations- und das Selbstaktualisierungsbedürfnis ein. (vgl. Becker 2006, S. 182–183)

Das SAR beschreibt Gesundheit und Krankheit aus systemischer bzw. ökologischer Sicht, als Resultat von Anpassungs- und Regulationsprozessen zwischen einem Individuum und seiner Umwelt auf einem Gesundheits-Krankheits-Kontinuum. Die Umwelt und das Individuum werden als komplexe hierarchisch strukturierte Systeme aufgefasst, die an andere Systeme oder deren Systemelemente Anforderungen stellen, auf die diese mit der Aktivierung oder Bereitstellung von Ressourcen antworten. Im Idealfall kommt es zu einer wechselseitigen Bewältigung von Anforderungen durch die Nutzung oder dem Austausch von Ressourcen. (vgl. Blümel 2011, S. 560–561)

Diese Wechselseitigkeit basiert letztlich auf der Kooperation mit anderen Systemen. Um Ziele zu erreichen und Bedürfnisse zu befriedigen, die sonst mangels Ressourcen nicht erreicht werden können, müssen unterschiedliche Kooperationen geschlossen werden. Diese beschränken sich nicht allein auf die strategische, sondern gerade im Umgang mit Menschen, auch auf die emphatische Kooperation. Erfolgreiche Kooperationen helfen demnach Anforderungen und Ressourcen in einem Gleichgewicht zu halten. (vgl. Spieß 1998, S. 9–12)

Grundlegend im SAR-Modell ist die Annahme, dass die Position auf dem Gesundheits-Krankheits-Kontinuum davon abhängt, wie gut es einer Person gelingt, externe und interne Anforderungen mit Hilfe von externen und internen Ressourcen zu bewältigen, siehe Abbildung 5. Die unmittelbare Reaktion auf bewältigte oder unbewältigte Anforderungen zeigt sich in Emotionen und im Stresserleben.

Theoretischer Hintergrund

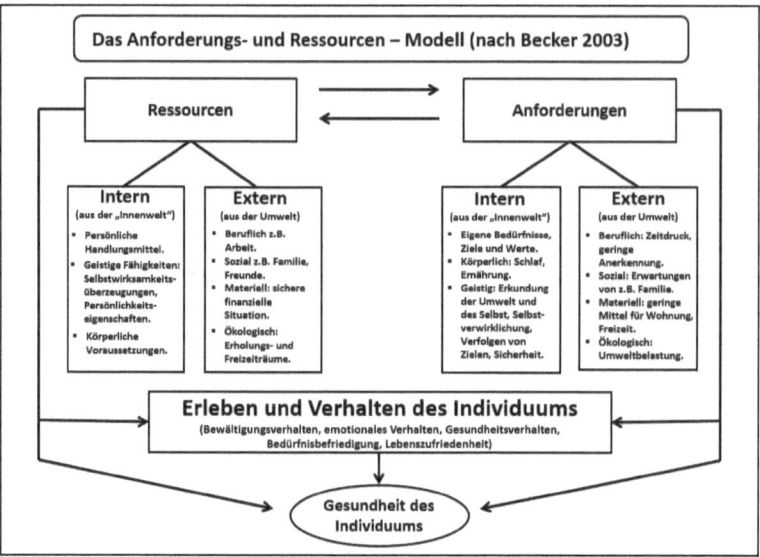

Abbildung 5 – Übersicht SAR-Modell (Quelle: In Anlehnung an Becker 2003, S. 14)

2.4.1 Anforderungen im SAR

Unter Anforderungen werden im SAR alle Bedingungen verstanden, mit denen sich ein Mensch auseinandersetzen muss, sei es durch Erwartungen aus der Umwelt (extern) oder durch die eigenen Erwartungen an sich selbst (intern). Interne Anforderungen resultieren aus den Bedürfnissen, Zielen, Werten und Normen einer Person. Zu den wichtigsten Bedürfnissen eines Menschen zählen neben physiologischen Bedürfnissen wie Nahrung, Schlaf und Sexualität, die Bedürfnisse nach Erkundung der Umwelt, der Selbstverwirklichung und der Orientierung und Sicherheit. Externe Anforderungen werden aus der Umwelt an eine Person herangetragen. Sie können beruflicher oder sozialer Natur sein, wie Wünsche des Partners oder der Kinder nach gemeinsamen Aktivitäten oder das Einspringen im Dienst für einen Kollegen. (vgl. Blümel 2011, S. 560–561)

Von besonderer Bedeutung sind aus hohen externen und internen Anforderungen resultierende belastende Situationen, die lang anhaltend (z. B. durch gleichbleibende Rahmenbedingungen) zu chronischen Stressoren werden. (vgl. Schulz et al. 2004, S. 11) Als Grund für chronischen Stress kommt nach Becker auch ein Mangel an Bedürfnisbefriedigung in Betracht. Er entsteht, wenn internen Anforderungen, z. B. Bedürfnisse nach Kontrolle, Selbstverwirklichung und Anerkennung, keine externen Ressourcen, wie beispielsweise Handlungsspielraum im Beruf oder fehlende soziale Unterstützung, gegenüber stehen. (vgl. Becker 2006, S. 111)

Hier weist das Modell Parallelen zu dem Modell von Kasarek und Theorell (Karasek 1979) auf, bei dem Stress vom Ausmaß der Anforderungen einer Arbeitsaufgabe („job demands" - im deutschen „Anforderungen / Stressoren") und vom Grad des Entscheidungsspielraums (im englischen „control / decision latitude") einer Person als Ressource abhängt. (vgl. Karasek 1979, S. 285 ff.)

Becker beschreibt den Lebensbereich Arbeit, Beruf und Ausbildung sowohl als Anforderung, als auch wichtige Ressource. Er dient der materiellen Existenzsicherung und ermöglicht eine Strukturierung des Tagesablaufs sowie soziale Kontakte und kann die persönliche Weiterentwicklung fördern. Die Arbeit stabilisiert und stärkt das Selbstbewusstsein und fördert das soziale Ansehen. So gesehen dient die Arbeit dem Menschen der Befriedigung fundamentaler Bedürfnisse. Andererseits kann die Arbeitswelt Ausgangspunkt vielfältiger Belastungen sein. (vgl. Becker 2006, S. 73–75)

2.4.2 Ressourcen im SAR-Modell

Ressourcen sind all diejenigen Fähigkeiten und Mittel, die dem Individuum zur Bewältigung der bestehenden Anforderungen zur Verfügung stehen. Es lassen sich interne psychische und physische Ressourcen, sowie externe psychische und physische Ressourcen unterscheiden. Zu den internen psychischen Ressourcen zählen Handlungsmittel

Theoretischer Hintergrund

bzw. Eigenschaften wie Fähigkeiten, Kompetenzen, Selbstwirksamkeitsüberzeugungen, Persönlichkeitseigenschaften oder der Kohärenzsinn. Becker fasst dies unter dem Begriff der seelischen Gesundheit als zentral schützende Persönlichkeitseigenschaft zusammen. Es handelt sich um relativ stabile Verhaltens- und Erlebensweisen, die die Wahrscheinlichkeit des Auftretens einer psychischen Krankheit verhindern. (vgl. Becker 1982, S. 282–283)

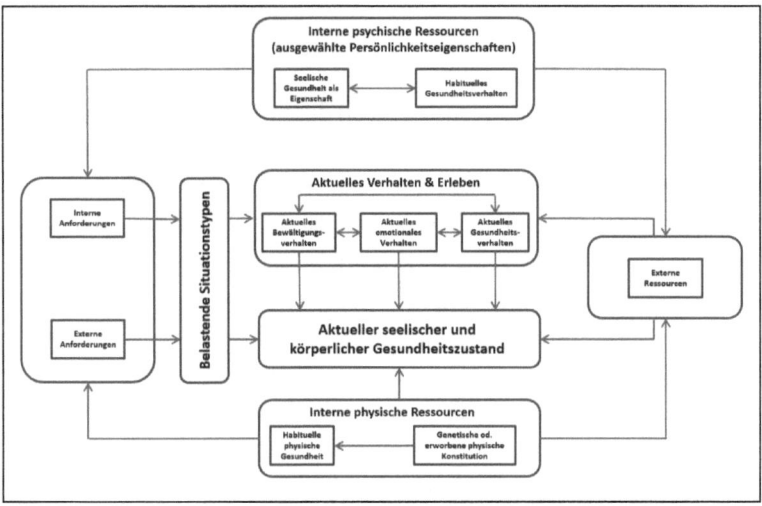

Abbildung 6 – SAR Modell (Quelle: In Anlehnung an Becker 1992, S. 69)

Das Ausmaß der seelischen Gesundheit zeigt sich nach Becker am direktesten in dem zentralen Bereich des „aktuellen Verhalten und Erleben", siehe Abbildung 6. Seelisch Gesunde zeigen ein effizienteres Bewältigungsverhalten, reagieren emotional weniger stark und zeigen ein positiveres Gesundheitsverhalten (vgl. Fischer 2006, S. 33–34).

Interne physische Ressourcen beziehen sich beispielsweise auf die körperliche Konstitution und Fitness, die mit Kraft, Ausdauer oder Schnelligkeit einhergeht und die sich als vorteilhaft erweisen, mit Anforderungen zurecht zu kommen. (vgl. Becker 2006, S. 14)

Unter externe Ressourcen werden solche aus der Umwelt verstanden wie soziale, berufliche, materielle, gesellschaftliche und ökologische Ressourcen. (vgl. Blümel 2011, S. 561–562) Insbesondere soziale Stützsysteme, gute Beziehungen zu wichtigen Bezugspersonen und soziale Netzwerke zählen zu den externen psychischen Ressourcen. Wichtige externe physische Ressourcen liegen in den äußeren Rahmenbedingungen, wie dem Vorhandensein von Wohnraum oder Institutionen wie Krankenhäusern. (vgl. Becker 2006, S. 14)

2.4.3 Motivation im SAR Modell

Die Befriedigung der eigenen Bedürfnisse trägt maßgeblich zur Gesunderhaltung der Person bei. Becker fasst Bedürfnisse als lebensnotwendige Bedingungen menschlicher Existenz auf und definiert:

> *„Ein Bedürfnis manifestiert sich als interne Anforderung bzw. als innerer Mangelzustand, in dem der betreffende Mensch etwas benötigt, dessen Vorhandensein zu seiner Gesundheit und seinem Wohlbefinden beitragen würde. Das Objekt des Bedürfnisses kann als Ressource bezeichnet werden. So manifestiert sich beispielsweise ein Nahrungsbedürfnis in Gestalt von periodisch auftretenden Mangelzuständen, in denen der Mensch die Ressource ‚Nahrung‘ benötigt, um seine Gesundheit zu bewahren und sich wohl zu fühlen."* (Becker, 2006, S. 111)

Becker orientiert sich an Maslow (Maslow 1981) und setzt Bedürfnisse mit angeborenen Bedürfnissen gleich. Diese können, wie bei einem Neugeborenen, angelegt, aber noch nicht ausgeprägt sein. Als wichtige Indizien für angeborene Bedürfnisse können die universale Verbreitung der betreffenden Bedürfnisse und der enge Zusammenhang zwischen Bedürfnissen und Emotionen gelten. Die Befriedigung von Bedürfnissen löst positive Emotionen aus, während Bedürfnisdeprivation von negativen Gefühlen begleitet werden (vgl. Becker 2006, S. 113–114).

Bedürfnisse	Ressourcen
Physiologische Bedürfnisse	→ Ergonomische Arbeitsplätze → Erholungspausen und Bewegungsangebote → Geregelte Mahlzeiten → Zugang zu gesunden Speiseangeboten (z.B. Kantine)
Explorationsbedürfnisse	→ Vermeidung von Monotonie → Gelegenheit zu Kontakten und zum Informationsaustausch (z.B. Teambesprechungen)
Selbstaktualisierungsbedürfnisse	→ Förderung intrinsisch motivierter Tätigkeiten → Übertragung von Verantwortung → Sinnhaftigkeit der Arbeit → Aufgabenvielfalt (z.B. Bezugs- statt Funktionspflege)
Bedürfnisse nach Orientierung, Sicherheit und Kontrolle	→ Arbeitsplatzsicherheit → Mitbestimmung → Hoher Entscheidungsspielraum → Klare Aufgaben und Zuständigkeiten → Transparente Informationsstrukturen
Bedürfnisse nach Achtung und Wertschätzung, Bindung und guten Beziehungen	→ Gutes Betriebsklima → Wertschätzendes Verhalten sowie gegenseitige Unterstützung von Vorgesetzten und Arbeitskollegen → Anerkennung für erbrachte Leistungen → Aufstiegschancen → Gute Bezahlung

Tabelle 3 – Bedürfnisse und Ressourcen in der Arbeitswelt
(Quelle: In Anlehnung an Blümel 2011, S. 562)

Bedürfnisse stellen Motive dar, die mit Hilfe von Ressourcen befriedigt werden können. Den Zusammenhang zwischen individuellen Bedürfnissen und Ressourcen der Arbeit zeigt die Tabelle 3. Auf den Beruf und die Ausbildung bezogen, kann ein Mangel an Wertschätzung zu Stress führen, wenn das dahinter stehende Bedürfnis nicht befriedigt wird. Hier weist das SAR Parallelen zu dem Modell der Gratifikationskrisen von Siegrist auf. (vgl. Siegrist 1996; vgl. Becker 2006, S. 180)

Bedürfnisse bzw. Motive spiegeln sich in der Motivation einer Person wider und können am Verhalten abgelesen werden. Es ist nicht immer möglich, Rückschlüsse vom Verhalten auf die Motivation zu ziehen. Es erscheint jedoch unstrittig, dass Ressourcen motivationsfördernd wirken. Eine Person beispielsweise, die sich durch gute Beziehungen motivieren lässt, wird sich umso motivierter zeigen, je besser das Betriebsklima ist.

2.5 Motive und Motivation

Motive und letztlich die Motivation sind bei jedem Menschen sehr unterschiedlich ausgeprägt. Motive und Motivation wirken wie eine Triebfeder, sie bewegen und nehmen Einfluss auf das Verhalten einer Person. Um zu erklären, warum sich ein Mensch in einer bestimmten Situation wie verhält, beschäftigt sich die Psychologie in zahlreichen Theorien, mit z. T. sehr unterschiedlichen Ansätzen, mit der Motivation.

2.5.1 Definition

Eine einheitliche und allgemein geltende Definition, die beschreibt, was Motivation ist, besteht nicht. Nach Heckhausen ist Motivation ein Sammelbegriff für *„vielerlei psychische Prozesse und Effekte, deren gemeinsamer Kern darin besteht, dass ein Lebewesen sein Verhalten vor allem um der erwarteten Folgen willen auswählt und hinsichtlich Richtung und Energieaufwand steuert".* (Heckhausen 1989, S. 10–11)

Rheinberg versteht unter Motivation eine *„aktivierende Ausrichtung des momentanen Lebensvollzuges auf einen positiv bewerteten Zielzustand".* (Rheinberg et al. 2004, S. 15)

Motivation ist ein Gesamtprozess, durch den zielgerichtetes Verhalten initiiert und so lange aufrechterhalten und in eine bestimmte Richtung gelenkt wird, bis das Ziel erreicht wird. Das zielgerichtete Verhalten kann von außen (extrinsisch) oder von innen (intrinsisch) motiviert sein. (vgl. Kirchler et al. 2010, S. 1)

Im Ausbildungskontext ist Motivation besonders wichtig, um Ausbildungsziele erreichen zu können. Motivierte Auszubildende sind eher bereit, sich mit ihrem Berufsfeld und den erforderlichen Inhalten auseinanderzusetzen. Sie zeigen ein größeres Engagement und erzielen in der Regel bessere Leistungen. Dabei unterscheiden sich die Motive bzw. Bedürfnisse von Personen stark voneinander. Und selbst innerhalb einer Person verändert sich die Motivation je nach Gegebenheit und Anlass eher schnell. Zur Messung der Motivation ist es daher nötig, auf relativ stabile Muster zurückzugreifen. Eine Differenzierung zwischen Motiv und Motivation ist unerlässlich. (vgl. Ruschel 2012a, S. 2)

2.5.2 Unterscheidung zwischen Motiv und Motivation

Motive sind stabile und überdauernde Persönlichkeitseigenschaften, die das Verhalten einer Person nur indirekt beeinflussen. Frackmann (vgl. Frackmann et al. 1994, S. 58) spricht in diesem Zusammenhang von habitueller Motivation. Bei der habituellen Motivation geht es um Einstellungen bzw. Grundmuster einer Person. Diese Einstellungen bestimmen die Beurteilungs- und Handlungstendenz der Person in einer Situation gleicher Thematik, z. B. in einer Leistungs- oder in einer Konfliktsituation.

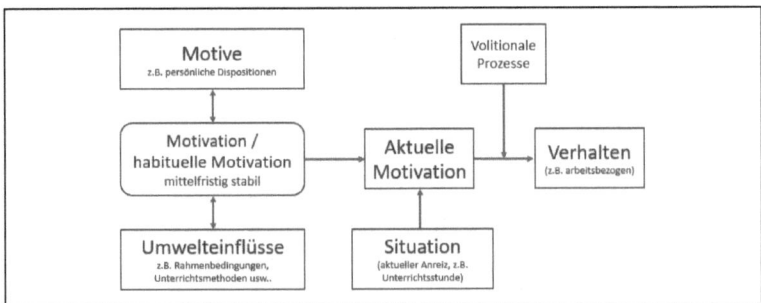

Abbildung 7 – Habituelle und aktuelle Motivation (Quelle: In Anlehnung an Rheinberg 2004, S. 70)

Diese Grundmuster sind nicht angeboren, sondern werden in der Auseinandersetzung mit der Umwelt erworben. Daher sind Motive aufgrund dieser Einstellungen relativ überdauernd, sie ändern sich nicht permanent und stellen Dispositionen für verschiedene Anreizklassen dar. (vgl. Frackmann et al. 1994, S. 61) Rheinberg spricht daher von einer mittelfristig stabilen Motivation, siehe Abbildung 7. (vgl. Rheinberg 2004, S. 70)

Die eigentliche Motivation, oder auch aktuelle Motivation, entsteht durch ein Zusammenspiel von mittelfristig stabiler Motivation und situativen Merkmalen bzw. aktuellen Anreizen. Die situativen Merkmale aktivieren die Motive einer Person und nehmen (direkten) Einfluss auf das Verhalten. Dabei sind volitionale (willentliche) Prozesse zwischengeschaltet, deren Funktion es ist, Handlungen auch gegen (innere und äußere) Widerstände durchzuführen. So kann beispielsweise ein Auszubildender trotz bestehender Prüfungsangst eine Prüfung antreten. Motivation kann also als eine komplexe Wechselbeziehung zwischen der Person, seinen Motiven und verschiedenen Situation (Anreizen) verstanden werden. (vgl. Petermann et al. 2015, S. 10)

Bei der Messung von Motiven mit Hilfe eines Fragebogens kann auf die mittelfristig stabile Ausprägung der Motivation, die aus dem Zusammenspiel von Persönlichkeitsdispositionen (Motiven) und mittel- bis langfristigen Umwelteinflüssen (Rahmenbedingungen der Ausbildung) bestehen, zurückgegriffen werden. (vgl. Petermann et al. 2015, S. 11)

2.5.3 Motivgruppen

In der Vergangenheit wurde immer wieder versucht, die Einstellungen bzw. Motive zu klassifizieren, um daraus einen mehr oder weniger umfangreichen Motivkatalog zu erstellen. Zwei in dieser Hinsicht sehr bekannte Modelle sind zum einen das Bedürfnismodell nach Maslow, der den Versuch unternommen hat, Motive, er selber spricht von Bedürfnissen, nach ihrer Bedeutung für die Person zu ordnen und zum anderen die Motivationstheorie nach McClelland, der in seiner Motivationstheorie drei Hauptmotive, die Menschen insbesondere in ihrem beruflichen Umfeld antreiben, beschreibt. (vgl. Brandstätter et al. 2018, S. 5)

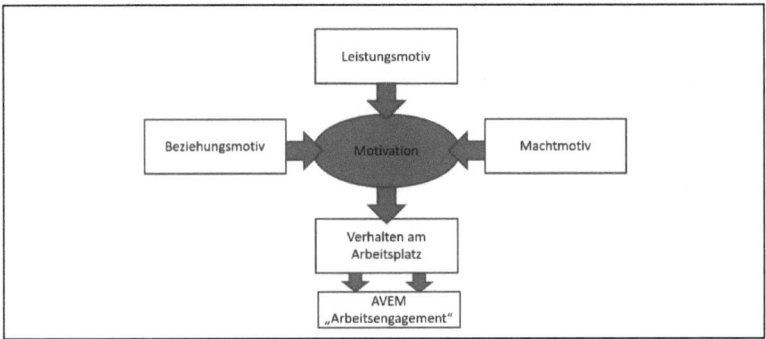

Abbildung 8 – Motivklassen und Verhalten bei der Arbeit

Diese drei Basis-Motive, auch als „Big Three" bezeichnet, sind das Leistungs-, das Anschluss- und Machtmotiv, siehe Abbildung 8. Sie lassen sich als individuelle Dispositionen für bestimmte Anreizklassen bzw. Situationen beschreiben. Die Fokussierung auf diese 3 zentral bedeutsamen Motive erlaubt es, die Ausrichtung des Verhaltens einer Person angesichts einer Vielzahl an möglichen Beweggründen einfach zu erklären. Menschen beispielsweise, deren Motivation insbesondere aus der Leistung entspringt, streben anspruchsvolle Ziele an. Sie möchten erfolgreich sein und Dinge besser machen als andere. Menschen mit hoher Machtmotivation streben in ihrem Umfeld nach Status und Prestige und wollen Kontrolle über andere Menschen haben. Menschen mit hoher Anschlussmotivation sind sozial geprägt und bevorzugen freundschaftliche und kooperativ ausgerichtete Beziehungen und möchten sich mit allen gut verstehen. Nach der Motivationstheorie von McClelland ist bei jeder Person ein anderes Motiv stärker ausgeprägt. Dementsprechend fühlt sich nicht jeder in der gleichen beruflichen Situation gleich angesprochen und motiviert. (vgl. Becker 2019)

2.5.4 Annäherungs- und Vermeidungskomponente

Jedes dieser Basismotive prägt sich bei einer Person unterschiedlich aus, so dass zwischen einer Annäherungs- und einer Vermeidungskomponente unterschieden werden kann. Das bekannteste Modell, das diese Faktoren aufgreift, ist das Risiko-Wahl-Modell von Atkinson (vgl. Atkinson 1975). In diesem Modell hängt die Entscheidung, ob eine Person in einer bestimmten Situation aktiv wird und mit welcher Intensität davon ab, welche Erwartung sie an die möglichen Folgen des eigenen Handelns knüpft. Der Ansatz geht davon aus, dass jede Person im Laufe des Lebens Erfolgserfahrungen (verbunden mit Stolz) und Misserfolgserfahrungen (verbunden mit Scham vor dem Versagen) kennengelernt hat. Das Herangehen an eine Aufgabe hängt davon ab, mit welchen Gefühlen, die in Form einer Lernbiografie erworben wurden, die Aufgabe in Angriff genommen wird. Die Person wägt die „Hoffnung auf Erfolg" und die „Furcht vor Misserfolg" gegeneinander ab. Diese beiden Positionen Hoffnung und Furcht werden jeweils durch drei Faktoren beeinflusst, dem eigentlichen Motiv, dem Anreiz bzw. der Situation und der Erfolgs- oder Misserfolgswahrscheinlichkeit. (vgl. Frackmann et al. 1994, S. 69–70)

Die Erfahrungen, die hinsichtlich der Erfolgs- oder Misserfolgswahrscheinlichkeit gemacht wurden, wirken sich direkt auf die Wahl von Aufgaben mit unterschiedlichen Schweregraden aus. Erfolgsorientierte Personen wählen eher mittelschwere bis schwere Aufgabenstellungen, während misserfolgsorientierte eher sehr leichte oder zu schwere Aufgaben bevorzugen. Erfolg beim Lösen einer schwierigen Aufgabe besitzt grundsätzlich einen höheren Anreiz als Erfolg beim Lösen sehr leichter Aufgaben. (vgl. Brandstätter et al. 2018, S. 38–40) Die richtige, individuelle Aufgabenschwere in der Ausbildung auszuwählen ist daher für die Förderung der Motivation von entscheidender Bedeutung. Dies trifft sowohl für den Lernort Theorie, als auch den Lernort Praxis zu.

Die beiden Basismotive Anschluss und Macht weisen ebenfalls Annäherungs- und Vermeidungskomponenten auf. Man unterscheidet beim Anschlussmotiv „Hoffnung auf Anschluss" und „Furcht vor Zurückweisung". Beide unterscheiden sich in der Interpretation sozialer Situationen und in ihren Gefühlen und Verhaltensweisen, wenn Personen mit anderen Personen interagieren. Personen mit hohem Anschlussmotiv engagieren sich häufiger und sind kontaktfreudiger als Personen mit niedrigem Anschlussmotiv. (vgl. Brandstätter et al. 2018, S. 58) Ein hohes Anschlussmotiv ist für den Kontaktaufbau und für die Beziehungsgestaltung von Vorteil.

Das Machtmotiv besteht aus den beiden Komponenten „Hoffnung auf Kontrolle" und „Furcht vor Machtverlust". Personen mit hohem Machtmotiv möchten Menschen beeinflussen und weisen eine stärkere affektive Reaktion auf machtthematische Situationen auf. Sie suchen eher die Konfrontation mit anderen und setzen sich für sich selber ein. Macht auszuüben kann Bedürfnisse nach Geltung, Mitbestimmung und Anerkennung befriedigen und ist daher weder positiv noch negativ besetzt. (vgl. Brandstätter et al. 2018, S. 71–74) Personen mit hohem Machtmotiv möchten Einfluss nehmen und Veränderungen in Gang setzen.

2.5.5 Intrinsische und extrinsische Motive

Eine andere Perspektive motivationsrelevanter Aspekte liegt in der Unterscheidung von intrinsischer und extrinsischer Motivation. Bei der intrinsischen Motivation werden Tätigkeiten um ihrer selbst willen, unabhängig von außerhalb der Person liegenden Faktoren ausgeführt. Die extrinsische Motivation basiert auf Faktoren, wie materielle Belohnung, Bestrafung, Überwachung oder soziale Bewertung in Form von Tadel oder Noten. Lob, gezielt eingesetzt, hat günstigere Effekte (soziale Gratifikation) hinsichtlich der Leistungsmotivation als Bestrafung. Bestrafung bzw. Sanktionierung sollte immer gleich erfolgen, d. h., gleiches sollte gleich sanktioniert werden. Ungleichbehandlungen führen hingegen zu demotivierenden Verhalten. (vgl. Rheinberg 1988, S. 223–226) Das extrinsisch motivierte Verhalten ist unmittelbar abhängig von äußeren Kontrollinstanzen und erlischt, sobald diese wegfallen. (vgl. Brandstätter et al. 2018, S. 113–114)

Intrinsisch motivierte Auszubildende benötigen im Rahmen ihrer Ausbildung nur geringe äußere Anstöße, um eine Aktivität in Gang zu setzen und aufrecht zu erhalten, siehe beispielhaft Tabelle 4. (vgl. Frackmann et al. 1994, S. 78)

Intrinsische Motivation	Extrinsische Motivation
Funktionslust (z.B. Lernen macht Spaß)	Hoffen auf persönliche Vorteile (z.B. Geld, Aufstieg oder Ansehen)
Leistungsfreude (z.B. Leistung macht Spaß)	Rechnen mit praktischem Nutzen
Reiz des Neuen; Neugier	Erfolgs- und Prestigestreben
Interesse am Lerngegenstand (z.B. Anatomie)	Misserfolgsvermeidung (z.B. Blamage, Angst, Perfektionismus)
Problemlösungsinteresse	Druck und Zwang
	Gewissensregung (z.B. Appellieren an Werte)
	Gesellschaftliche Einsichten

Tabelle 4 – Intrinsische und extrinsische Motivation (Quelle: In Anlehnung an Ruschel 1999, S. 321)

Intrinsische und extrinsische Motivation werden heute als sich ergänzende Motivationsarten betrachtet. Bei unzureichender intrinsischer Motivation auf extrinsische Anreize zu verzichten wäre unangebracht, bietet doch die extrinsische Motivierung eine Möglichkeit, intrinsische Motivation aufzubauen. (vgl. Heckhausen und Rheinberg 1980, S. 27)

Intrinsische Motivation kann jedoch durch äußere Faktoren wie Belohnung, Bestrafung oder Zeitdruck untergraben werden. Dabei handelt es sich um den sogenannten Korrumpierungseffekt, der auftritt, wenn Tätigkeiten, die ursprünglich intrinsisch motiviert und mit Freude ausgeführt wurden mit einer Belohnung wie Geld versehen werden, so dass die Wahrscheinlichkeit sinkt, die Tätigkeit beim nächsten Mal ohne Belohnung auszuführen. (vgl. Brandstätter et al. 2018, S. 114)

Ehemals intrinsische Motive, die durch extrinsische Motive ersetzt werden, können in sozialen Berufen zu Irritationen führen. Intrinsische Motive haben im Bereich der Pflege bis heute einen sehr hohen Stellenwert.

2.5.6 Der Motivationsprozess

Motivation baut prozesshaft auf Motiven (Bedürfnissen) auf. Bedürfnisse sind dabei Mangelgefühle, aus denen Spannungszustände resultieren. Diese Mangelgefühle, z. B. Anerkennung durch eine überdurchschnittliche Leistung zu bekommen, können zunächst unterhalb der Bewusstseinsschwelle liegen.

In Abhängigkeit von den aktuellen Bedingungen können sich Bedürfnisse unterschiedlich stark ausprägen und schneller oder langsamer in das Bewusstsein dringen. Ist das Bedürfnis im Verlauf erfüllt und der Spannungszustand sinkt, fällt es wieder unter die Wahrnehmungsschwelle.

Motive und Motivation

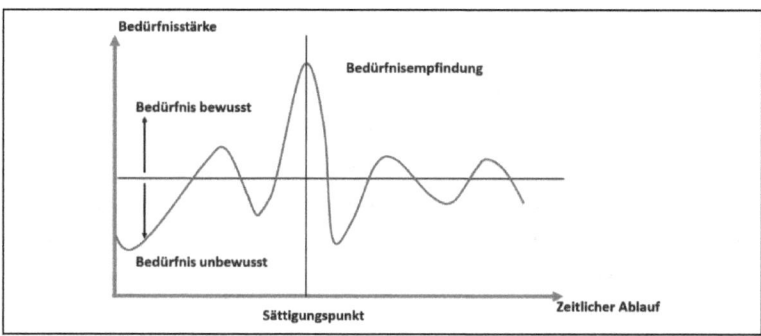

Abbildung 9 – Motivationsprozess (Quelle: In Anlehnung an Ruschel 2012, S. 2)

Motivation entsteht, wenn das Spannungsverhältnis zwischen Mangelempfindung einerseits und der Erwartung, diesen Mangel durch Handeln beseitigen zu können groß ist und Handlungen in Form von Reaktionen, Verhalten oder Bewegungen ausgelöst werden. (vgl. Ruschel 2012a, S. 2) Dieses Verlaufsmodell beschreibt, warum die Motivation Schwankungen unterliegt. Diese Schwankungen können im Ausbildungsverlauf gemessen werden.

2.5.7 Motivation im Ausbildungsverlauf

Um die Motivation im Ausbildungskontext zu messen, schlägt Haeberlin vor, die Auszubildenden hinsichtlich ihrer Zugangs-, Teilnahme-, Durchhalte- und Abschlussmotivation zu unterteilen. Die Zugangsmotivation beschreibt die Motivation, die entscheidend ist, in die gewählte Ausbildung zu starten. (vgl. Haeberlin 1986, S. 590)

Die Teilnahme- und Durchhaltemotivation ergibt sich aus dem generellen Willen, die Ausbildung durchführen zu wollen und der Hoffnung, das Ausbildungsziel erreichen zu können. Hierfür spielt die Wahrscheinlichkeit, die sich selber gesetzten Ziele zu erreichen, eine entscheidende Rolle. Je höher die Wahrscheinlichkeit der Zielerreichung eingeschätzt wird, je motivierter zeigt sich die Person (siehe auch „Hoffnung auf Erfolg").

Die Abschlussmotivation hält die Motivation auch gegen Widerstände aufrecht und hat die Zielerreichung fest im Blick. Sie ist, wie die Durchhaltemotivation, eher bei Personen anzutreffen, die langfristige Ziele erreichen wollen. Die Zugangsmotivation wirkt nach Ruschel eher kurzfristig und verschwindet mit der Zielerreichung aus der Motivationsstruktur der Teilnehmer. (vgl. Ruschel 2012b, S. 8)

2.6 Zusammenfassung Theorien, Modelle und Konzepte

Das dieser Arbeit zugrunde liegende Beanspruchungskonzept leitet sich aus den Belastungs- und Beanspruchungsmodellen ab, die die persönlichen Haltungen und Einstellungen einer Person in besonderer Weise berücksichtigen.

Ausgehend von dem Rahmenmodell zur Belastung und Beanspruchung von Rohmert und Rutenfranz (Rohmert und Rutenfranz 1975) wurden Belastungs-Beanspruchungsmodelle vorgestellt, die eine hohe Ressourcenorientierung im Sinne der Salutogenese aufweisen und Persönlichkeitsmerkmale einer Person bei der Bewältigung beruflicher Anforderungen berücksichtigen. Das AVEM gehört zu der Gruppe von Modellen, die sich auf die Salutogenese beziehen und in kritischer Auseinandersetzung mit dem Typ-A Verhaltenskonzept entwickelt wurden. Das Manual betont die aktive Rolle von Menschen bei der Auseinandersetzung mit Anforderungen und vereint die pathogenetische und salutogenetische Sichtweise. (vgl. Schaarschmidt und Fischer 2008, S. 7)

Alle vorgestellten Modelle bzw. Konzepte setzen sich zentral mit den Beanspruchungsfolgen Stress und Burnout auseinander. (vgl. Richter 2010, S. 10) Die Folgen von Belastungen und hohen Anforderungen können sich aber auch anderweitig, in Form von Interessenlosigkeit, Resignation und Motivationsverlust bemerkbar machen.

Die Beweggründe des Verhaltens liegen in den Motiven einer Person. Motive treiben an und helfen dabei, Handlungsmöglichkeiten auszuwählen. Sie halten Aktivitäten bis zur Zielerreichung in Gang. (vgl. Frackmann et al. 1994, S. 61)

Ausgehend von der mittelfristig stabilen Motivation werden motivationspsychologische Ansätze beschrieben, die zur Erklärung des Verhaltens im beruflichen Kontext beitragen. Dabei spielen die Anreizklassen in Form der Basismotive, mit denen man menschliches Verhalten beschreiben und vergleichen kann, eine zentrale Rolle.

Ein besonders aussagekräftiges Modell zur Beschreibung von Gesundheit ist das SAR von Peter Becker. (vgl. Becker 1992; vgl. Wesselborg 2017, S. 249)

Das SAR stellt den internen und externen Anforderungen des Pflegeberufes, interne und externe Ressourcen, die einer Person zur Verfügung stehen, gegenüber. Nach dem SAR zeigt sich das Ausmaß der (seelischen) Gesundheit einer Person direkt in dessen Verhalten und Erleben bzw. im Bewältigungs-, emotionalen- und Gesundheitsverhalten. Gesundheit wird, wie bei dem Salutogenesekonzept von Antonovsky, als Kontinuum verstanden, dass davon abhängig ist, wie gut es einer Person gelingt, Anforderungen mit Hilfe von Ressourcen zu bewältigen. (vgl. Kuckeland 2007, S. 39)

3 Forschungsmethodisches Vorgehen

Der Methodenteil beschreibt das Untersuchungsdesign, die Stichprobenauswahl mit Ein- und Ausschlusskriterien der Pflegefachschulen, die Datenerhebung und Durchführung sowie die Datenauswertung. Das AVEM, als zentrales Messinstrument, wird ausführlich vorgestellt. Zudem wird der Fragebogen zur Motivation der Auszubildenden, mit den Teilbereichen Zugangs-, Teilnahme- und Abschlussmotivation dargestellt.

3.1 Untersuchungsdesign

Zur Beantwortung der Forschungsfrage ist ein quantitatives und deskriptiv-exploratives Studiendesign zum Einsatz gekommen. Die Daten der vorliegenden schriftlichen, anonymen Befragung von Auszubildenden in Pflegeberufen wurden anhand einer Querschnittsstudie in einer Papier-Bleistift-Form erhoben. Dieses Vorgehen ermöglicht es, zu verschiedenen Erhebungszeitpunkten jeweils einen kompletten Kurs oder mehrere Kurse einer Pflegefachschule zu befragen. Neuere Befragungen zur Beanspruchung von Auszubildenden aus den verschiedenen Pflegeberufen, die einen standardisierten und ressourcenorientierten Erhebungsbogen zur Grundlage haben, liegen nicht vor. In den vorherigen Studien wurden häufig bestimmte Teilbereiche der Ausbildung, wie beispielsweise die Praxisanleitung, die Berufswahlmotive oder curriculare Teilbereiche untersucht. Das Vorgehen in dieser Studie ist breiter angelegt und macht einen Vergleich vorhandener Ergebnisse mit Auszubildenden, examinierten und fachweitergebildeten Pflegekräften möglich. Außerdem lässt es eine Binnendifferenzierung der Pflegeberufe zu, die ab 2020 in dieser Form nicht oder nur eingeschränkt möglich sein wird, da zu diesem Zeitpunkt die sogenannte generalistische Ausbildung greift.

3.2 Stichprobenauswahl

Um eine möglichst repräsentative Stichprobe zu erhalten, wurden Pflegeschulen in den Kreisen Heinsberg und Düren sowie in der Städteregion Aachen kontaktiert, die eine mindestens 3-jährige staatliche Ausbildung anbieten. Einbezogen wurden Altenpflegefachseminare, Gesundheits- und Kinderkrankenpflegeschulen sowie Gesundheits- und Krankenpflegeschulen, die eine Vollzeit-, und ggfs. eine Teilzeitausbildung anbieten. Die Vollzeitausbildung umfasst 3, die Teilzeitausbildung max. 5 Jahre. Alle Abschlüsse enden mit der staatlichen Anerkennung. Da die Ausbildungsgesetze Ländergesetze sind, die von Bundesland zu Bundesland variieren, wurden nur Pflegefachschulen in NRW ausgewählt, die zudem in geographischer Nachbarschaft liegen. Die einzelnen Ausbildungsgesetze, die die Ausbildungsinhalte beschreiben, werden an dieser Stelle nicht näher erläutert. Die Ausbildungsträger verweisen über ihre Internetpräsenz auf die für die im jeweiligen Bundesland geltenden Gesetzestexte.[3] Die größten Ausbildungsunterschiede betreffen die curricularen Inhalte und die Stundenverteilung der praktischen und theoretischen Ausbildung. Auch die Einsatzbereiche unterscheiden sich voneinander. Bei der Gesundheits- und Krankenpflege stehen die medizinisch-pflegerischen Inhal-

---

3 KrPflAPrV – NRW (www.gesetze-im-internet.de/krpflaprv_2004/KrPflAPrV.pdf). AltPflAPrV – NRW (www.gesetze-im-internet.de/altpflaprv/BJNR441800002.html)

te, bei der Altenpflege die sozialpflegerischen Inhalte im Mittelpunkt der Ausbildung.

Nach dem ersten Kontaktieren der Pflegefachschulen sind diejenigen identifiziert worden, die zum Untersuchungszeitraum von September 2018 bis Mitte März 2019 an den schriftlichen Befragungen teilnehmen konnten, um die Auswertung der erhobenen Daten gewährleisten zu können. Zusätzlich sollten alle Ausbildungsjahre abgedeckt und Auszubildende aus dem Unter-, Mittel- und Oberkurs befragt werden. An der Befragung nahmen letztlich 4 Pflegefachschulen aus 3 Kreisen in NRW teil. Die kontaktierten Pflegefachschulen, die eine Ausbildung in der Gesundheits- und Kinderkrankenpflege anboten, konnten nicht für die Befragung gewonnen werden.

3.3 Durchführung und Datenerhebung

In einem ersten Schritt wurden in den Kreisen Heinsberg, Düren und der Städteregion Aachen Pflegefachschulen identifiziert, die in einem zweiten Schritt telefonisch angesprochen wurden. Bei einem ersten Treffen, in der Regel mit der Schulleitung, wurde das Projekt mit Zielsetzung und Umfang der Datenerhebung erläutert und Informationsmaterial ausgehändigt. Vor allem der Umgang mit den Daten hinsichtlich des Datenschutzes wurde thematisiert. In einem letzten Schritt wurden Erhebungstermine vereinbart, in denen sich die Auszubildenden in einem Theorieblock befanden. Auf Grund von unterschiedlichen Theorie- und Praxiszeiten der einzelnen Pflegefachschulen variierten die Befragungstermine stark. Mit jeder Einrichtung wurde ein fester und ein möglicher Ausweichtermin für die Befragung der Teilnehmer ermittelt.

Die eigentliche Datenerhebung erfolgte in einem Zeitraum von Anfang September 2018 bis Ende März 2019. Die Beantwortung der Fragebögen fand während der Unterrichtszeiten statt, so dass die Teilnehmer ausreichend Zeit zur Beantwortung der Fragen erhielten und diese nicht in ihrer Freizeit beantworten mussten. Für die Bearbeitung wurde ein Zeitfenster von ca. 25 bis 35 Minuten veranschlagt. Hinzu kam eine ca. 10- bis 15-minütige Einführung und Erklärung des Fragebogenaufbaus. Auf eine händische Einzelauswertung, die das AVEM den befragten Teilnehmern über ein beiliegendes Auswertungstool ermöglicht, wurde verzichtet. Dies hätte die zeitlichen Vorgaben der Pflegeschulen gesprengt, da allein die Auswertung ohne Interpretation der Ergebnisse zusätzliche 20 bis 30 Minuten beansprucht hätte.

Alle teilnehmenden Pflegefachschulen werden im Anschluss an die Auswertung der Studie ein Handout mit den zusammenfassenden Ergebnissen erhalten. Die einzelnen Teilnehmer bekommen keine separate Zusammenfassung. Sie werden über die Schul- oder Kursleitungen über die Ergebnisse informiert. Es besteht jedoch die Möglichkeit, persönlich Kontakt mit dem Projektleiter der Studie aufzunehmen, um sich über die eigenen Ergebnisse zu informieren. Hiervon haben 5 Auszubildende Gebrauch gemacht.

3.4 Erhebungsinstrumente

Die Auswahl der eingesetzten Instrumente orientierte sich an einem positiv formulierten Gesundheitsbegriff, der Krankheit und Gesundheit integriert betrachtet. Die eingesetzten Instrumente sollten für vielfältige Fragestellungen im Kontext von Arbeit, Ausbildung und Gesundheit einsetzbar sein. Neben Anforderungen bzw. Belastungen sollten auch Ressourcen und die Motivation der Auszubildenden erfragt werden. Es kamen mehrere mögliche Erhebungsinstrumente in Frage. Das bekannte Erhebungsinstrument COPSOQ (Copenhagen Psychosocial Questionnaire), das primär eine Gefährdungsbeurteilung zulässt aber Ressourcen nicht systematisch einbezieht, schied aus. Alternativ hätte der ERI von Siegrist (vgl. Siegrist 1996) Verwendung finden können. Im Zentrum des ERI-Verfahrens steht das Ungleichgewicht zwischen geforderter Verausgabung und zu erwartender Belohnung. Es beleuchtet jedoch ausschließlich die Bedingungen im Erwerbsleben und blendet weitere Lebensbereiche, wie Aus- und Weiterbildung, Familie und Partnerschaft aus. Zudem ist eine Kategorisierung unter Motivationsaspekt wie im AVEM nicht möglich. Daher schied auch dieses Instrument aus. Eine Übersicht verschiedener Verfahren findet sich in Richter, Toolbox 1.2 – Instrumente zur Erfassung psychischer Belastungen. (vgl. Richter 2010, S. 28 ff.)

Das hier eingesetzte AVEM bietet die Möglichkeit, individuelle Verhaltens- und Erlebensweisen darzustellen und berücksichtigt dabei berufsbezogene Gesundheitsaspekte, in dem gesundheitsförderliche und gesundheits-gefährdende Verhaltens- und Erlebensmuster identifiziert werden. Hierzu wurde an gesundheitspsychologischen Konzepten wie die von Antonovsky (Antonovsky 1987) und Lazarus (Lazarus und Folkman 1984) angeknüpft, die die Art und Weise, wie sich Personen beanspruchenden Situationen stellen, zum Kriterium (psychischer) Gesundheit machen. (vgl. Heuft et al. 2005, S. 469 ff.)

Das AVEM stellt eine standardisierte Methode dar, die einen direkten Vergleich zu weiteren Befunden von Pflegekräften erlaubt. In der Standardform wurde es bereits in Studien zum Verhalten und Erleben von Pflegekräften aus dem somatischen und psychiatrischen Bereich verwendet. Zudem wurden Auszubildende, vorwiegend aus der Gesundheits- und Krankenpflege, untersucht. Diesbezüglich liegen Ergebnisse aus Österreich vor. (vgl. Fischer 2006, S. 72–74)

Untersuchungen auf Grundlage von Einstellungen und Haltungen sind im Zusammenhang mit einer pflegerischen Ausbildung von besonderem Interesse. Innere Haltungen und Einstellungen nehmen einen direkten Einfluss auf den Erwerb von pflegerelevanten Handlungskompetenzen und den Erhalt der eigenen Gesundheit. Innerhalb der Ausbildung werden daher Haltungen und Einstellungen thematisiert und vermittelt. Im Verhalten spiegelt sich darüber hinaus auch die persönliche Motivation, die im Ausbildungsverlauf entscheidend für die Zielerreichung ist, wider. Haltungen und Einstellungen werden durch das AVEM differenziert erfragt. Zusätzlich kommt ein

Fragebogen zur Motivation zum Einsatz, der herausfinden soll, was die Auszubildenden im Ausbildungsverlauf motiviert.

Das AVEM bildet den Kern der Befragung, daher soll das Instrument an dieser Stelle genauer beschrieben werden.

3.4.1 Das AVEM-Messinstrument

Das AVEM (Arbeitsbezogenes Verhaltens- und Erlebensmuster) ist ein mehrdimensionales persönlichkeitsdiagnostisches Verfahren, mit dem das Verhalten und Erleben gegenüber den Arbeits- und Berufsanforderungen erfasst und unter Gesundheitsaspekten beurteilt werden kann. Das Verfahren zielt darauf ab, die psychische Beanspruchung im Verhältnis zu den Anforderungen von Beruf und Arbeitsleben deutlich zu machen. (vgl. Schaarschmidt und Fischer 2008, S. 5)

Es ermöglicht eine differenzierte Selbsteinschätzung in Bezug auf die Arbeitstätigkeit und berücksichtigt dabei ein breites Merkmalsspektrum, das 11 Dimensionen umfasst.

Die Merkmale stellen Persönlichkeitseigenschaften in Form von inneren Haltungen und Einstellungen dar, die sich an psychologischen Ansätzen der Selbstwirksamkeit orientieren. Betont wird die aktive Rolle des Menschen in seinem Verhältnis zu den beruflichen Anforderungen, die es ihm möglich macht, durch das Einbringen persönlicher Ressourcen die eigenen Beanspruchungsverhältnisse mitzugestalten. (vgl. Schaarschmidt und Fischer 2008, S. 7)

Das AVEM weist 11 Dimensionen auf:

1.	Subjektive Bedeutsamkeit der Arbeit (BA)	Stellenwert der Arbeit im persönlichen Leben. Beispielitem: Die Arbeit ist für mich der wichtigste Lebensinhalt.
2.	Beruflicher Ehrgeiz (BE)	Streben nach Zielen und Weiterkommen im Beruf. Beispielitem: Ich möchte beruflich weiter kommen, als es die meisten meiner Bekannten geschafft haben.
3.	Verausgabungsbereitschaft (VB)	Bereitschaft, die persönliche Kraft für die Erfüllung der Arbeitsaufgabe einzusetzen. Beispielitem: Wenn es sein muss, arbeite ich bis zur Erschöpfung.
4.	Perfektionsstreben (PS)	Anspruch bezüglich Güte und Zuverlässigkeit der eigenen Arbeitsleistung. Beispielitem: Was immer ich tue, es muss perfekt sein.
5.	Distanzierungsfähigkeit (DF)	Fähigkeit zur psychischen Erholung von der Arbeit. Beispielitem: Nach der Arbeit kann ich ohne Probleme abschalten.
6.	Resignationstendenz bei Misserfolgen (RT)	Neigung, sich mit Misserfolgen abzufinden und leicht aufzugeben. Beispielitem: Wenn ich keinen Erfolg habe, resigniere ich schnell.
7.	Offensive Problembewältigung (OP)	Aktive und optimistische Haltung gegenüber Herausforderungen und auftretenden Problemen. Beispielitem: Für mich sind Schwierigkeiten dazu da, dass ich sie überwinde.
8.	Innere Ruhe und Ausgeglichenheit (IR)	Erleben psychischer Stabilität und inneren Gleichgewichts. Beispielitem: Mich bringt so leicht nichts aus der Ruhe.
9.	Erfolgserleben im Beruf (EE)	Zufriedenheit mit dem beruflich Erreichten. Beispielitem: Mein bisheriges Berufsleben war recht erfolgreich.
10.	Lebenszufriedenheit (LZ)	Zufriedenheit mit der gesamten, auch über die Arbeit hinausgehenden Lebenssituation. Beispielitem: Im Großen und Ganzen bin ich glücklich und zufrieden.
11.	Erleben sozialer Unterstützung (SU)	Vertrauen in die Unterstützung durch nahestehende Menschen / Gefühl der sozialen Geborgenheit. Beispielitem: Wenn ich mal Rat und Hilfe brauche, ist immer jemand da.

Tabelle 5 – Dimensionen des AVEM (Quelle: In Anlehnung an Schaarschmidt 2008, S. 8–9)

Diese 11 Dimensionen gehören 3 inhaltlich verschiedenen Merkmalsbereichen an. Dem „Arbeitsengagement", der „psychischen Widerstandskraft" und der „berufsbegleitenden Emotionen". Im Hinblick auf gesundheitsbezogene Aussagen kommt jedem der 3 Bereiche eine eigenständige Bedeutung zu.

Dem Bereich des Arbeitsengagements lassen sich die Dimensionen (1–5) „Subjektive Bedeutsamkeit der Arbeit", „Beruflicher Ehrgeiz", „Verausgabungsbereitschaft", „Perfektionsstreben" und „Distanzierungsfähigkeit" zuordnen.

Dem Merkmalsbereich Widerstandskraft werden die Dimensionen (6–8) „Resignationstendenz bei Misserfolgen", „offensive Problembewältigung" und „Innere Ruhe und Ausgeglichenheit" zugewiesen. (vgl. Fischer 2006, S. 38)

Der dritte Bereich Emotionen wird durch die Dimensionen (9–11) „Erfolgserleben im Beruf", „Lebenszufriedenheit" und „Erleben Sozialer Unterstützung" repräsentiert. (vgl. Fischer 2006, S. 39)

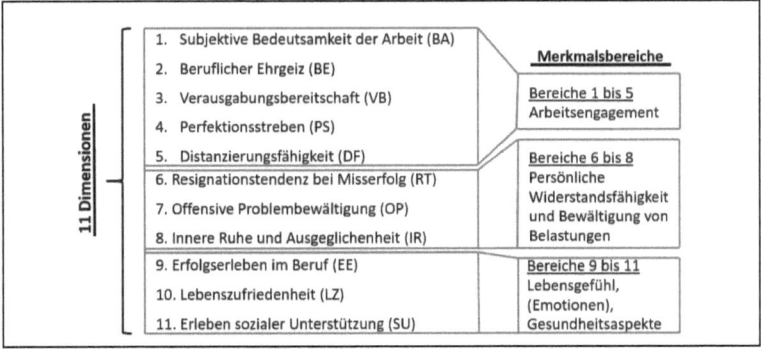

Abbildung 10 – 3 Merkmalsbereiche des AVEM (Quelle: In Anlehnung an Oetting 2012, S. 9)

Jede Testperson kann aufgrund ihres individuellen Profils, das aus dem Zueinander der 11 Dimensionen resultiert, einem von vier charakteristischen Mustern arbeitsbezogenen Verhaltens und Erlebens zugeordnet werden. Die Muster werden mit den Buchstaben G, S, A und B beschrieben. Sie erlauben die Zuordnung zu individuellen Profilen und deren Bewertung unter Einbezug des Gesundheitsaspekts. (vgl. Schaarschmidt und Fischer 2008, S. 11–17)

3.4.1.1 Das Muster G

Das Muster G ist Ausdruck von Gesundheit und weist auf ein gesundheitsförderliches Verhalten gegenüber der Arbeit hin. Es ist durch stärkeres, doch nicht exzessives berufliches Engagement und einem hohen beruflichen Ehrgeiz gekennzeichnet. Trotz des hohen Engagements bleibt die Distanzierungs- bzw. Erholungsfähigkeit erhalten. Bei den Merkmalen der Widerstandskraft lassen sich durchweg günstige Werte finden. Eine geringe Ausprägung der Resignationstendenz und eine starke Ausprägung bei der offensiven Problembewältigung sprechen für eine hohe Selbstwirksamkeit. Das Vorhandensein positiver Emotionen spiegelt sich in hohen Werten für den beruflichen Erfolg, der Lebenszufriedenheit und der sozialen Unterstützung wider. Auszubildende, die dieses Muster aufweisen, sind den Anforderungen der Ausbildung und des Berufes gewachsen und verfügen über ausreichende Ressourcen zur Bewältigung beruflicher Anforderungen. Somit bildet dieses Muster das Ideal ab. (vgl. Schaarschmidt und Fischer 2008, S. 11–12)

3.4.1.2 Das Muster S

Das Muster S gibt Hinweise auf eine Schonungs- bzw. Schutzhaltung gegenüber der Arbeit. Es ist gekennzeichnet durch niedrigste Werte in der Bedeutsamkeit der Arbeit, dem beruflichen Ehrgeiz, der Verausgabungsbereitschaft und dem Perfektionsstreben. Die Distanzierungsfähigkeit ist hingegen sehr stark ausgeprägt. Die niedrigen Werte bei der Resignationstendenz und hohe Werte bei der inneren Ruhe lassen auf eine ausgeprägte Widerstandsfähigkeit schließen. Hohe Werte bei der Lebenszufriedenheit weisen auf ein positives Lebensgefühl hin, das seinen Ursprung außerhalb der Arbeit haben könnte. Hierauf weisen die niedrigen Werte beim Erfolgserleben hin. Die Kombination der Merkmale sprechen dafür, dass das verringerte Engagement nicht als Ausdruck einer resignativen Einstellung gesehen werden kann, sondern das dem Muster auch eine Schutzfunktion vor beruflichen Anforderungen zukommt.

Mangelnde Motivation stellt vor allem in der Ausbildung ein größeres Problem dar. Hier kommt es verstärkt auf Eigeninitiative beim

Lernen in Theorie und Praxis und einem engagierten und interessierten Umgang mit den Patienten an. Das Fehlen von Motivation kann den Ausbildungserfolg gefährden. Bei gehäuftem Auftreten dieses Musters ist es angezeigt, über die Gestaltung von herausfordernden Lern- und Arbeitsaufgaben, die Einflussnahme auf soziale Beziehungen am Arbeitsplatz und die Gewährleistung von wirksamen Unterstützungssystemen nachzudenken. Bei der Bewältigung schwieriger beruflicher Anforderungen müssen günstigere Voraussetzungen für die Motivationsentwicklung geschaffen werden. (vgl. Schaarschmidt und Fischer 2008, S. 17)

3.4.1.3 Das Muster A

Das Muster A ist als Risikomuster zu verstehen. Es weist Parallelen zum Typ-A Verhaltenskonzept auf (Friedman und Rosenman 1975). Im Vordergrund steht hier das überhöhte Engagement, das keine positive emotionale Entsprechung findet. Es liegen, im Vergleich zu den anderen Mustern, die höchsten Werte bei der „Bedeutsamkeit der Arbeit", „Verausgabungsbereitschaft" und „Perfektionsstreben" vor. Hinzu kommt der niedrigste Wert bei der „Distanzierungsfähigkeit", womit angezeigt wird, dass es der Person schwer fällt, Abstand von beruflichen Problemen zu gewinnen. (vgl. Schaarschmidt 2005, S. 26)

Das erhöhte Engagement geht mit verminderter Widerstandsfähigkeit gegenüber Belastungen einher. Darauf weisen die geringen Werte bei der „Inneren Ruhe / Ausgeglichenheit" und „Resignationstendenz" hin. Geringe Werte bei der „Lebenszufriedenheit" und im „Erleben Sozialer Unterstützung" sprechen für eine negative emotionale Bewertung. (vgl. Fischer 2006, S. 43)

Hohe Anstrengungen, die keine positiven emotionalen Entsprechungen finden, werden in der Arbeitspsychologie mit dem Begriff der Gratifikationskrise in Zusammenhang gebracht und können zu Krankheit führen. (vgl. Siegrist 1996)

Auszubildende dieses Typs werden wegen ihrer hohen Einsatzbereitschaft geschätzt. Es besteht jedoch die Gefahr, dass sie bei anhaltender Einsatzbereitschaft den Belastungen nicht standhalten. Ein Übergang in das B-Muster (Burnout) ist die mögliche Folge. (vgl. Schaarschmidt 2005, S. 39)

3.4.1.4 Das Muster B

Das Muster B wird ebenfalls als Risikomuster beschrieben. Kennzeichnend für diesen Typ ist ein permanentes Überforderungserleben mit einer sehr hohen Resignationstendenz, niedrigen Werten bei der „Offensiven Problembewältigung", bei „Innerer Ruhe/Ausgeglichenheit", „Erfolgserleben im Beruf" und „Lebenszufriedenheit". Die Kombination aus geringen Ausprägungen der Merkmale des Arbeitsengagements, größere Einschränkungen in der Widerstandsfähigkeit gegenüber Belastungen und negativen Emotionen zählen zu den (Haupt-) Symptomen des von Maslach beschriebenen Burnout-Syndroms, so dass auf einen Zusammenhang zwischen Muster B und der Burnout-Symptomatik verwiesen wird. (vgl. Schaarschmidt und Fischer 2008, S. 15)

Das Muster B steht für ein deutliches Ungleichgewicht zwischen Anforderungen und Ressourcen. Dies kann einer erfolgreichen Ausbildung im Wege stehen.

3.4.1.5 Musterverläufe im AVEM

In Längsschnittstudien konnte aufgezeigt werden, dass der Übergang von Muster A zu Muster B überproportional häufig zu beobachten ist. Ein Übergang von Muster S zu Muster B ist jedoch auch zu verzeichnen. Darüber hinaus besteht die Möglichkeit, dass das Muster B episodisch auftritt, beispielsweise bei gravierenden Lebensereignissen. (vgl. Schaarschmidt 2005, S. 27)

3.4.1.6 Musterausprägungen

Jedes der Muster weist eine spezielle Kombination von Merkmalsausprägungen innerhalb der 11 Dimensionen auf. Die Muster A und B werden als Risikomuster bezeichnet. Hier treten psychische und physische Erkrankungen wesentlich häufiger auf als bei den Mustern G und S. Daher kann die Summe der beiden Risikomuster ein Indikator für ein Belastungserleben in der Ausbildung sein. (vgl. Peters 2013, S. 32 ff.)

Die Werte für die einzelnen Merkmale werden nach einer spezifischen Normierung innerhalb einer Neunerskala (Staninewerte) dargestellt, siehe Abbildung 11.

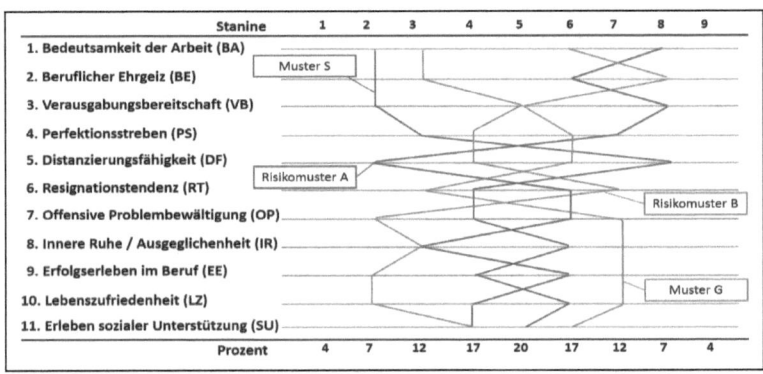

Abbildung 11 – Merkmalsausprägung der AVEM-Muster
(Quelle: In Anlehnung an Schaarschmidt 2005, S. 24)

Der niedrigste Wert 1 steht für die schwächste, der Wert 9 für die stärkste Ausprägung. Der Wert 5 entspricht dem Mittelwert. Die Werte 4 bis 6 zeigen eine durchschnittliche Ausprägung der Dimension an.

Der gesamte Durchschnittsbereich, auf den 54 % aller Werte der Eichstichprobe entfallen, ist grau hinterlegt. Die über 6 bzw. unter 4 liegenden Werte (jeweils 23 %) sind als über- bzw. unterdurchschnittlich anzusehen. (vgl. Schaarschmidt und Fischer 2008, S. 11)

Jede Person erhält bei der Auswertung ein persönliches Profil und kann die Ähnlichkeit des eigenen Musters mit dem angegebenen Referenzprofil vergleichen. (vgl. Schaarschmidt 2005, S. 28)

Die in Abbildung 12 beispielhaft dargestellten Musterbeschreibungen beziehen sich auf die voll ausgeprägten Muster eines jeden Typs, mit einer Zuordnung von über 95 %.

Eine solche reine Musterausprägung trifft auf etwa 20 % der untersuchten Personen zu. Häufiger treten Musterkombinationen, sogenannte Mischmuster, auf.

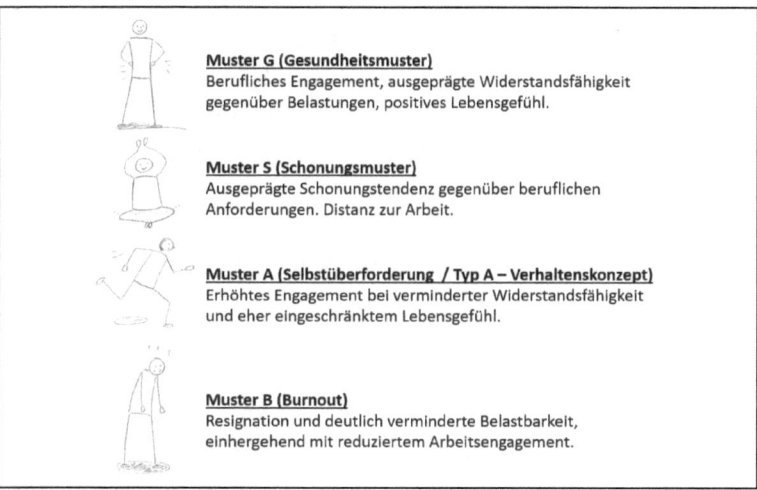

Abbildung 12 – Kurzdarstellungen der AVEM-Muster (Quelle: In Anlehnung an Schaarschmidt 2005, S. 29)

In der Regel handelt es sich um die Kombinationen G/S, G/A, S/B und A/B. Für die Mehrzahl der Personen werden demzufolge tendenzielle Zuweisungen vorgenommen. (vgl. Schaarschmidt 2005, S. 28)

Weist eine Person beispielsweise die Kombination mit der stärksten Tendenz zu G (52 %) und der zweitstärksten Tendenz zu A (45 %) auf, erfolgt die Einteilung nach dem jeweils vorherrschenden Muster. (vgl. Schaarschmidt 2005, S. 28)

Eine solche Verteilung entspricht den Verteilungsgesetzen menschlichen Verhaltens und Erlebens und stellt keine Einschränkung bezüglich der Auswertbarkeit der Muster dar. Durch das Aufzeigen von Tendenzen in Richtung des einen oder des anderen Musters, können frühe Hinweise auf gesundheitsrelevante Entwicklungen gegeben werden. Zum Beispiel von einem Gesundheitsmuster (G oder S) zu einem Risikomuster (A oder B). (vgl. Schaarschmidt 2005, S. 28)

3.4.1.7 Gütekriterien des AVEM

Das AVEM ist umfassend validiert worden. Schaarschmidt und Fischer (vgl. Schaarschmidt und Fischer 2008, S. 6) belegen die Validität auf verschiedenen Ebenen. Es fand ein Abgleich anhand verschiedener psychologischer Fragebogenverfahren statt, die einen engen inhaltlichen Bezug zum AVEM aufweisen. Anwendung fand das Freiburger Persönlichkeitsinventar (FPI-R), das Maslach Burnout Inventory (MBI), das Berliner Verfahren zur Neurosendiagnostik (BVND), der Stressverarbeitungs-Fragebogen (SVF) und die Big-Five-Adjektivliste. (vgl. Schaarschmidt und Fischer 2008)

Für die Skalen 1 bis 5 (Arbeitsengagement) wurden deutliche Korrelationen mit den Merkmalen der Leistungsmotivation gefunden. Die Skalen 6 bis 8, welche die Widerstandsfähigkeit und das Bewältigungsverhalten gegenüber Belastung kennzeichnen, korrelieren stark mit den Merkmalen der Stressverarbeitung, der emotionalen Stabilität und des Belastungserlebens. Die Skalen 9 bis 11, die Aspekte des Lebensgefühls widerspiegeln, zeigen enge Zusammenhänge mit der Lebenszufriedenheit, der Grundstimmung und Befindlichkeit. (vgl. Schaarschmidt und Fischer 2008, S. 37–52)

Für die Skalen des AVEM wurde die Halbierungsreliabilität nach Spearman-Brown und die innere Konsistenz über Cronbach's α berechnet. In allen 11 Skalen liegt eine hohe interne Konsistenz der insgesamt 66 Items vor. Das Cronbach's α liegt bei der Standardform zwischen

.79 und .87. Bei der Kurzform etwas niedriger. (vgl. Schaarschmidt und Fischer 2008, S. 27–31)

In dieser Studie kam die Langform des AVEM mit 66 Items zum Einsatz. Dieses Vorgehen berücksichtigt die individuellen Ressourcen nochmals stärker als der Fragebogen mit 44 Items.

3.4.2 Der Motivationsfragebogen

Neben den Fragen des AVEM werden speziell Fragen zur Motivation erhoben. Es soll erfragt werden, was die Auszubildenden am Stärksten motiviert und wie die Motivation beeinflusst werden kann. Die Fragen zielen darauf ab, die mittelfristig stabile Ausprägung der Motivation im Ausbildungskontext zu erfassen, die aus einem Zusammenspiel relativ stabiler Persönlichkeitseigenschaften (Motive) und mittel- bis langfristig wirksamer Umwelteinflüsse bestehen. (vgl. Petermann et al. 2015, S. 10–11)

Die Fragen greifen die Basismotive nach McClelland auf und wurden von drei Anreizklassen, die sich drei Motivthemen zuordnen lassen, abgeleitet. Diese Anreizklassen sind „Herausforderungen meistern" (Motivthema Leistung), „soziale Kontakte knüpfen und pflegen" (Motivthema Anschluss) und „andere Menschen beeinflussen" (Motivthema Macht). Die Reduzierung auf wenige Anreizsysteme ermöglicht es, die Ausrichtung des Verhaltens einer Person vereinfacht zu erklären und zu vergleichen. Die Konstellation der 3 Motive zueinander soll Aufschluss geben, wie sich Personen gegenüber beruflichen Anforderungen hinsichtlich dieser Anreizklassen verhalten. (vgl. Brandstätter et al. 2018, S. 4–5)

Bei den 3 Motivthemen Leistungs-, Anschluss- und Machtmotiv lassen sich eine Annäherungs- und eine Vermeidungskomponente unterscheiden. Es kann beispielsweise beim Anschlussmotiv das „Streben nach Akzeptanz" von der „Vermeidung von Ablehnung" unterschieden werden und Grund für das gezeigte Verhalten sein. Die Annäherungs- und Vermeidungskomponente findet sich in den verschiedenen Fragen, vor allem bei der Teilnahmemotivation wider und soll zur Erklärung des Verhaltens von Auszubildenden beitragen. (vgl. Felfe 2012; vgl. Petermann et al. 2015, S. 27)

Zudem werden Fragen zu der intrinsischen und extrinsischen Motiven gestellt, um nachvollziehen zu können, wo die Motivation der Auszubildenden ihren Ursprung hat. Intrinsisch motivierte Auszubildende brauchen wenig Anstoß von außen, während extrinsisch motivierte Auszubildende Anreize aus der Umwelt brauchen, um sich motivieren zu können.

Neben der Person- / Umweltkomponente spielt auch die Ausdauer einer Person, ein bestimmtes Verhalten aufrecht zu erhalten, eine zentrale Rolle bei motivationalen Fragestellungen. (vgl. Brandstätter et al. 2018, S. 7) Die Fähigkeit durchzuhalten, wird im Bereich der Durchhaltemotivation aufgegriffen.

Der Motivationsfragebogen teilt sich in die Abschnitte Einstiegs-, Teilnahme- und Abschlussmotivation auf, siehe Abbildung 13. Er umfasst 33 Fragen, die auf einer 4 stufigen Skala von „trifft voll zu" bis „trifft nicht zu" beantwortet werden können. Die Fragebogenentwicklung orientierte sich an verschiedenen bereits vorhandenen Erhebungsinstrumenten zur Motivation.

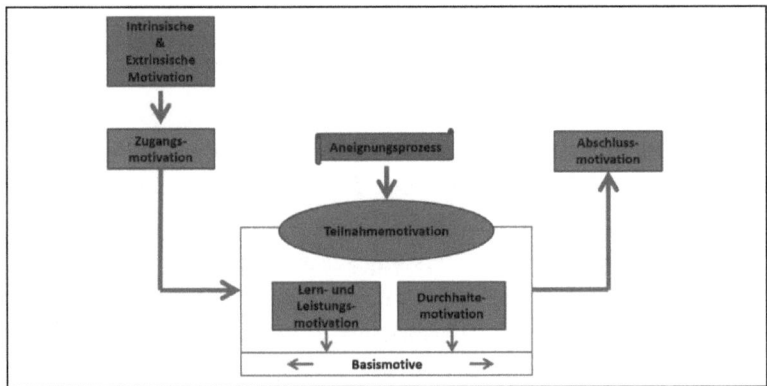

Abbildung 13 – Motivationsfragebogen

Hier ist vor allem der Motivationsfragebogen zur Messung von Macht, Beziehungs- und Leistungsmotivation nach Robbins (Robbins 1998, S. 198 zitiert nach Kirchler 2010, S. 23) der FLM (vgl. Petermann et al. 2015, S. 33), das Hamburger-Führungsmotivationsinventar (vgl. Felfe 2012) und der Selbsteinschätzungsbogen von Oetting-Roß (vgl. Oetting 2012, S. 6) zu nennen. Der dreiteilige Aufbau entstammt dem Modell von Ruschel und Haeberlin (vgl. Haeberlin 1986, S. 590).

Der erste Abschnitt beschäftigt sich mit der Zugangsmotivation der Auszubildenden. Hierzu werden 6 Fragen gestellt, die aufzeigen sollen, aus welchen (in- und extrinsischen) Gründen die Auszubildenden den Beruf gewählt haben.

Der zweite Abschnitt mit insgesamt 17 Fragen umfasst die Teilnahme- und Durchhaltemotivation der Auszubildenden. Hier finden sich Fragen zu den Basismotiven, den Annäherungs- und Vermeidungskomponenten und zur Durchhaltemotivation wieder.

Im dritten Abschnitt wird die Abschlussmotivation mit insgesamt 9 Fragen erhoben. Die Fragen sind auf die Beendigung der Ausbildung und auf die berufliche Perspektive fokussiert. Eine letzte Frage beschäftigt sich mit der aktuellen Ausbildungsmotivation auf einer Skala von 0 (gar nicht motiviert) bis 10 (hoch) motiviert.

3.4.3 Fragebogenaufbau

Der Fragebogen gliedert sich in:

- Deckblatt, das den Titel der Studie wiedergibt, eine Grafik, die dem Wiedererkennungswert dient und Kontaktdaten des Projektleiters.

- Im Anschreiben für die Teilnehmer wird der Projektleiter und das Forschungsprojekt sowie der Inhalt und Umfang der Befragung vorgestellt.
- Die Einverständniserklärung und Datenschutzerklärung wurde den Teilnehmern explizit erklärt und es wurde auf die freiwillige Teilnahme an der Studie hingewiesen. Zudem wurde der Umgang mit den erhobenen Daten sowie deren Aufbewahrung erklärt.
- Die Hinweise zum Ausfüllen der Fragebögen liegen in Schriftform und graphisch hinterlegt vor. Dieses Vorgehen wird in der Literatur empfohlen, um die Teilnehmer auf die Befragung einzustellen und Hilfestellungen beim Ausfüllen zu geben. (vgl. Porst 2014, S. 33–52)
- Die bereits beschriebenen Erhebungsinstrumente AVEM und Motivationsfragebogen.
- Ein Dank an die teilnehmenden Auszubildenden findet sich auf der letzten Seite des Motivationsfragebogens.

3.4.4 Fragebogenentwicklung

Im Vorfeld der Befragung wurde ein Pretest mit 8 Auszubildenden der Altenpflege durchgeführt. 6 Teilnehmerinnen und 2 Teilnehmer der Befragung füllten die Bögen aus. Ein Ergebnis des Pretests war, dass das Ausfüllen des AVEM als anspruchsvoll empfunden wurde. Vor allem das Aufrechterhalten der Konzentration während der Bearbeitung der 66 Items wurde als schwierig beschrieben. So kam es zu Auslassungen, die später bei der Auswertung der Daten zu Schwierigkeiten führten. Zudem kam es zu Verständnisproblemen bei den Fragen des AVEM. Bei den soziodemografischen Fragen kamen Rückfragen zu dem Item „divers / anders". Die Auswahl der Ausbildungsjahre wurde von 3 auf 5 Jahre erhöht, um den Teilzeitkurs besser abbilden zu können.

Der Motivationsfragebogen deckte ursprünglich Fragen zu den Bereichen Theorie und Praxis ab. Dieses Vorgehen bildete die Motivation unzureichend ab. Die Antworten ähnelten sich stark und es ließen sich keine konkreten Rückschlüsse auf die Motivation ziehen. Die Änderung des Fragebogens in die Bereiche Einstiegs-, Teilnahme- und Abschlussmotivation, in Verbindung mit den Basismotiven und den Annäherungskomponenten, spiegelte die Motivation deutlicher wider.

Die Reihenfolge des Fragebogens, der im Anhang aufgeführt wird, wurde nach dem Pretest so gewählt, dass die Konzentration für die Beantwortung der Items des AVEM, als zentrales Manual, tendenziell am höchsten war.

3.5 Datenauswertung – Auswertungsstrategie

Die Auswertung der AVEM-Typen erfolgt mit Hilfe des AVEM-Auswertungsprogramms in der Version 3.2.0.0. Dieses ermöglicht die Erfassung und Auswertung der Daten der Standardform des AVEM mit 66 Items sowie der Kurzform mit 44 Items, die Speicherung der eingegebenen Daten in einer Datenbank, die Auswahl der Eichstichproben zum Normvergleich, die Darstellung der Ergebnisse in einer Kompakt- und einer Klientenansicht sowie den Export der gespeicherten Daten in eine ASCII-Datei, die durch SPSS importiert werden kann. (vgl. Schaarschmidt und Fischer 2009)

Bei den Musterbeschreibungen des AVEM können 4 verschiedene Musterausprägungen unterschieden werden. Für jede Person wird die Ähnlichkeit ihres Profils mit einem der 4 Referenzmustern (Muster G / S / A / B) ermittelt. Es werden volle, akzentuierte und tendenzielle Musterausprägungen sowie Musterkombinationen unterschieden. Bei einer Übereinstimmung mit einem Referenzprofil von mindestens 95 % spricht man von einer vollen (Muster-)Ausprägung. In der Regel liegen Mischmuster vor. In ca. 25 % der Fälle ist eine eindeutige Musterzuordnung nicht möglich (Stufe 4 und 5). Diese Muster wurden bei der Auswertung nicht berücksichtigt. Dies entspricht dem Vorgehen von Schaarschmidt und Fischer (vgl. Schaarschmidt und Fischer 2008, S. 16).

Stufe(n)	Musterausprägung	Kriterium für die Musterzuordnung	Häufigkeit des Auftretens
1	Volle Ausprägung. Die Musterbeschreibungen treffen uneingeschränkt zu.	Ein Muster > 95%.	23%
2	Akzentuierte Ausprägung. Klare Musterzugehörigkeit. Nur geringfügige Abweichungen von den Musterbeschreibungen.	Ein Muster > 80% und ≤ 95%.	27%
3	Tendenzielle Ausprägung. Charakteristik des jeweiligen Musters steht im Vordergrund, tritt aber schwächer als bei Stufe 1 und 2 zutage.	Ein Muster > 50% und ≤ 80%. Kein zweites Muster > 30%.	25%
4	Kombination. Muster treten (mehr oder weniger gleichberechtigt) auf. Nahezu ausschließlich handelt es sich um G/S, G/A, S/B und A/B.	Zwei vorherrschende Muster, beide insgesamt > 80%, wobei das schwächer ausgeprägte Muster > 30%.	20%
5	Nicht zuordenbar. Es ist keine Bevorzugung des einen oder anderen Musters ausweisbar.	Keines der obigen Kriterien trifft zu.	5%

Tabelle 6 – Stufen der Musterausprägung (Quelle: In Anlehnung an Schaarschmidt 2008, S. 16)

Die Tabelle 6 beschreibt die Stufen der Musterausprägung. Bei den Stufen 4 und 5 herrscht kein Muster vor. Damit ist eine Zuordnung zu einem Muster nicht gegeben.

Die Muster G und S sowie deren Kombinationen werden zusammengefasst als Gesundheitsmuster. Die Muster A und B und deren Kombinationen werden als Risikomuster zusammengefasst. Dieses Vorgehen erleichtert vor allem die Darstellung von Gruppenzugehörigkeiten hinsichtlich förderlichen oder riskanten Verhaltensweisen.

Das AVEM ermöglicht es ebenfalls die einzelnen Profile zu analysieren. In diesen spiegelt sich das Zueinander der Dimensionen wider und es lassen sich Zusammenhänge deutlicher erkennen. Die Auswertung einzelner Dimensionen, bei der spezifische Ressourcen aufgedeckt werden, ist ebenfalls möglich.

Mit Hilfe des Software-Pakets SPSS 24 wurden Selektionen, Ordnungen und eine einfache deskriptive / beschreibende Statistik durchgeführt. Hierfür mussten die Daten, die in schriftlicher Form vorlagen, eingegeben und ausgewertet werden.

Die Daten des AVEM wurden zunächst in einer Word-Tabelle zusammengefasst und ebenfalls in SPSS eingegeben. Eine direkte Übertragung der AVEM-Daten in SPSS fand nicht statt. Alle Daten liegen in digitalisierter Form vor.

Die Ergebnisse des AVEM und des Motivationsfragebogens werden zunächst für sich allein analysiert und in Bezug zu den soziodemographischen Angaben gesetzt. Im Verlauf werden die Ergebnisse dann aufeinander bezogen, um Aussagen hinsichtlich der Motivation innerhalb der Musterausprägungen machen zu können.

Aus Gründen der Nachvollziehbarkeit finden sich zu allen erhobenen Daten separate Grafiken oder Tabellen. Diese enthalten durchgängig die Stichprobengröße und die Bezugseinheit, z. B. Prozentangaben (%) oder den Modus (der am häufigsten genannte Wert).

Bei den Ergebnissen des Motivationsfragebogens wurden in manchen Konstellationen die Items „trifft voll zu" und „trifft eher zu" sowie die Items „trifft eher nicht zu" und „trifft nicht zu" zusammengefasst, um das generelle Antwortverhalten zu beschreiben.

Die AVEM Muster G und S sowie die Muster A und B werden als Gesundheits- bzw. Risikomuster ebenfalls in einigen Fällen zusammengefasst.

3.5.1 Umgang mit fehlenden Werten

Fehlende Werte in den Fragebögen sind nicht ersetzt worden. Bei den Auswertungen wurde die Stichprobengröße (n) angegeben.

Bei fehlenden Werten zu soziodemographischen Daten wurde dies in SPSS mit einer 99 (keine Angabe) vermerkt. In den Fällen, wo keine oder unvollständige Angaben gemacht wurden, steht in SPSS ebenfalls eine 99 (keine Angabe).

Beim AVEM fanden nicht eindeutig zuordenbare Muster keine Verwendung.

3.5.2 Ergebnisinterpretation

Die Ergebnisse und die Ergebnisdiskussion werden u. a. mit Hilfe des SAR nach Becker dargestellt und interpretiert. Es kann als Balancemodell in Form einer Waage mit Anforderungen auf der einen und Ressourcen auf der anderen Seite beschrieben werden (vgl. Kuckeland 2007, S. 42) und weist zahlreiche Parallelen zum Effort-reward-imbalance-Modell nach Siegrist auf. (vgl. Becker 2006, S. 178 ff.) Die Gratifikationskrise ist daher Teil der Interpretation, wobei der Fokus auf den Ressourcen liegt und nicht auf den Anforderungen.

3.6 Ethische Aspekte

Die Teilnahme an der Studie war freiwillig. Die Teilnahme musste aktiv mit einer Unterschrift bestätigt werden. Die Teilnehmer konnten ohne Angabe von Gründen das Ausfüllen der Fragebögen ablehnen oder abbrechen und den Erhebungsraum verlassen.

Jeder Teilnehmer wurde durch ein Informationsblatt, das der Befragung beilag, über die Studie informiert. Der Umgang mit den erhobenen Daten sowie das Recht auf Auskunft, Löschung, Sperrung und Berichtigung der Daten wurde gewährt bzw. sichergestellt.

Kosten sind weder für die Teilnehmer noch für die Ausbildungseinrichtungen angefallen. Persönliche Daten wie Namen, Geburtstage oder Adressen von Teilnehmern wurden nicht erfragt. Die Daten wurden ausschließlich für diese Studie erhoben und werden nicht an Dritte weitergegeben.

Ein Rückbezug auf einzelne Teilnehmer ist ohne weiteres nicht möglich. Die befragten Personen haben mit dem Fragebogen eine Nummer und das Erhebungsdatum zugewiesen bekommen. Mit diesen Informationen kann das bearbeiten, ggfs. auch das Löschen der Daten, vorgenommen werden.

4 Ergebnisse

Im Ergebnisteil werden die Rückläufe, die Stichprobe und die Ergebnisse der Befragung näher beschrieben.

Insgesamt konnten 4 Pflegeschulen aus der Städteregion Aachen, dem Kreis Heinsberg und dem Kreis Düren für die vorliegende Befragung von Auszubildenden in Pflegeberufen gewonnen werden. In einem Zeitraum von 7 Monaten wurden die Daten erhoben und im Anschluss ausgewertet.

Die befragten Auszubildenden kommen aus den Ausbildungsberufen der Altenpflege und der Gesundheits- und Krankenpflege. Die Ausbildung beträgt 3 Jahre in Vollzeit und bis zu 5 Jahre in der Teilzeitausbildung.

Es bestand die Möglichkeit, weitere Pflegeschulen, z. B. aus dem Rhein-Erft-Kreis und der Stadt Mönchengladbach zu befragen. Aber aufgrund des hohen Rücklaufs der Fragebögen musste hierauf verzichtet werden.

Ergebnisse

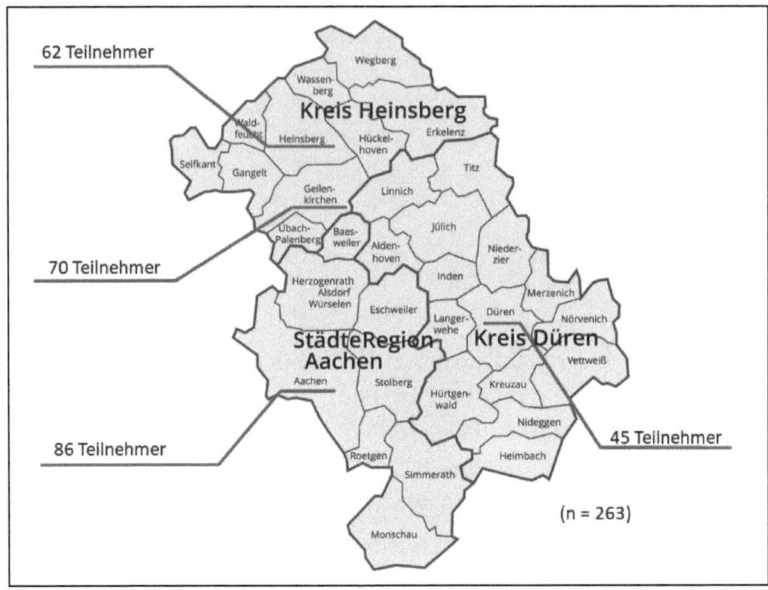

Abbildung 14 – Anzahl der Teilnehmer nach Region

4.1 Rücklaufquoten

Von den insgesamt 263 Auszubildenden aus 4 Pflegeschulen, bearbeiteten 218 Auszubildende den Fragebogen. Dies entspricht einer Rücklaufquote von durchschnittlich 83 %.

Es wurden jedoch nicht alle Fragebögen vollständig ausgefüllt, so dass einige der 218 Fragebögen nur in einzelnen Teilbereichen ausgewertet werden konnten.

Die Tabelle 7 zeigt die Rücklaufquote der einzelnen Einrichtungen.

Zur transparenten Darstellung der Ergebnisse wird im Verlauf die Stichprobengröße konsequent mit (n =) gekennzeichnet. In den Abbildungen findet sich die Stichprobengröße im rechten unteren Bildrand.

Ort der Ausbildung	Angesprochene TN je Kurs (gesamt)	Rücklauf	Rücklauf in %
Geilenkirchen	70 TN	66 TN	94 %
Düren	45 TN	33 TN	73 %
Heinsberg	62 TN	56 TN	90 %
Aachen	86 TN	63 TN	73 %
Gesamt	263 TN	218 TN	Ø 83 %

Tabelle 7 – Rücklaufquoten der Pflegeschulen

4.2 Beschreibungen der Stichprobe

Die Beschreibung der Stichprobe erfolgt anhand von soziodemografischen Merkmalen und nimmt mögliche Ressourcen der Teilnehmer in Augenschein. Die Stichprobe besteht ausschließlich aus Auszubildenden, die sich aktiv in einem Ausbildungsabschnitt ihres jeweiligen Ausbildungsberufes befinden.

In Zahlen ausgedrückt, setzt sich die Gruppe der befragten Auszubildenden wie folgt zusammen:

- 218 Auszubildende nahmen an der Befragung teil.
- 165 Personen sind weiblich.
- 53 Personen sind männlich.

Die Abbildung 15 zeigt die hieraus resultierende Geschlechterverteilung der gesamten Stichprobe in Prozent.

Ergebnisse

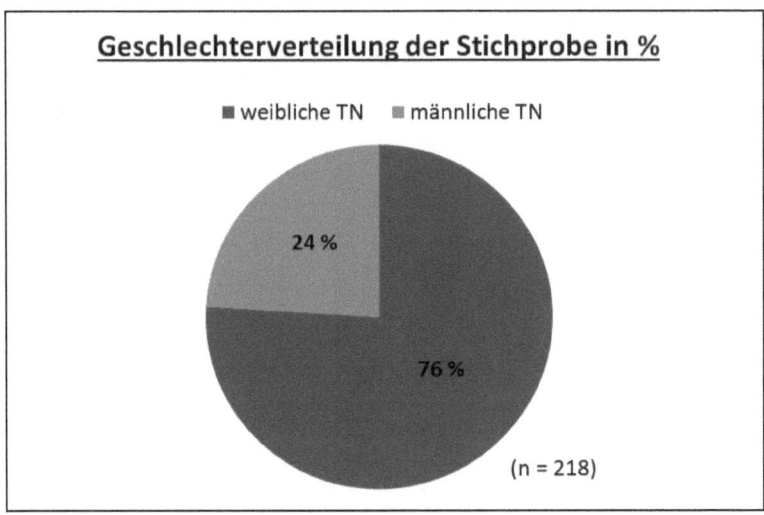

Abbildung 15 – Geschlechterverteilung der Stichprobe

Die Geschlechterverteilung fällt deutlich zu Gunsten der weiblichen Teilnehmer aus. Zu berücksichtigen ist hierbei, dass die Teilzeitkurse mit ihren 33 befragten Personen ausschließlich aus weiblichen Teilnehmern bestehen und somit die Zahlen leicht verschieben.

Das Alter der Teilnehmer variiert von 17 bis 53 Jahren. Zur besseren Darstellung und Anonymisierung wird die Position „Alter" in Gruppen zusammengefasst.

Die Gruppen der 18- bis 20- und 21- bis 23-Jährigen sind am stärksten vertreten, gefolgt von der Gruppe der 24- bis 26-Jährigen. Mit zunehmendem Alter nimmt der Anteil der Auszubildenden ab. 23 Teilnehmer sind über 40 Jahre alt. Sie machen noch ca. 11 % aller Befragten aus.

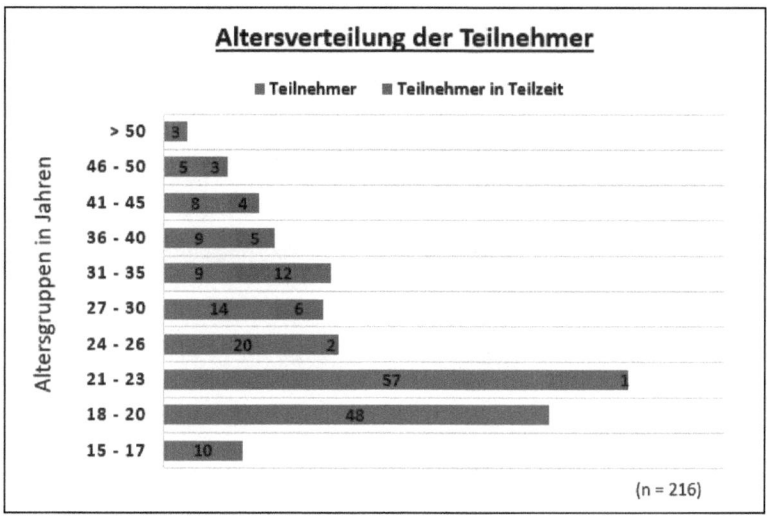

Abbildung 16 – Altersverteilung der Stichprobe

Die Altersverteilung bei den Teilnehmern der Teilzeitausbildung, in Abbildung 16 in Rot dargestellt, weicht von denen der Vollzeitausbildung deutlich ab. Hier bilden die Gruppen der 27- bis 30- und 31- bis 35-Jährigen die größten Gruppen.

Die meisten Teilnehmer kommen mit einem Anteil von 54% aus dem Berufsfeld der Altenpflege, gefolgt von der Gesundheits- und Krankenpflege mit 46%.

Die 33 Teilnehmer aus der Teilzeitausbildung geben alle an, mindestens 1 Kind zu haben und Beruf und Familie unter einen Hut bringen zu müssen.

Bei der Vollzeitausbildung haben von den 185 befragten Personen 44 eigene Kinder. Davon sind 36 weiblich und 8 männlich. In der Altenpflege sind mehr Personen mit einem oder mehreren Kindern anzutreffen als bei der GuK.

Hinsichtlich der erworbenen Schulabschlüsse lassen sich deutliche Unterschiede zwischen den Bereichen der Altenpflege und der Gesundheits- und Krankenpflege erkennen.

Ergebnisse

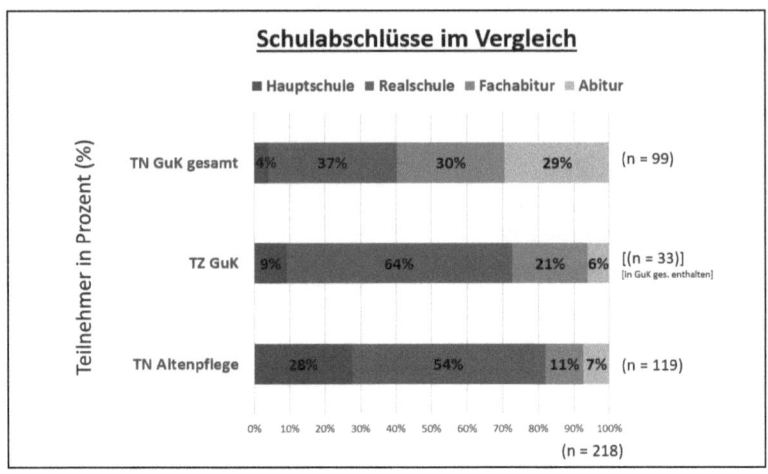

Abbildung 17 – Schulabschlüsse im Vergleich AP und GuK

Bei den Teilnehmern der GuK sind alle Schulabschlüsse, bis auf den Hauptschulabschluss, nahezu gleich groß vertreten. Bei den Auszubildenden des Teilzeitkurses dominiert der Realschulabschluss. Bei den befragten Personen der Altenpflege ist der Real- und Hauptschulabschluss am häufigsten anzutreffen. Ältere Auszubildende können häufig auf berufliche Vorerfahrungen zurückgreifen. 28 % der männlichen – (n = 53) und 38 % der weiblichen Auszubildenden (n = 165) bringen Vorerfahrungen, vorwiegend aus dem Gesundheitswesen oder dem kaufmännischen Bereich, mit in die Ausbildung.

Auszubildende, die einen Ausbildungsabschnitt wiederholen, finden sich vorwiegend in der Gesundheits- und Krankenpflege. Hier wird vor allem der letzte Ausbildungsabschnitt, der Oberkurs, erneut durchlaufen. Im Bereich der Altenpflege wiederholen 5 Teilnehmer das erste Ausbildungsjahr.

Rückblickend würden sich 82 % der weiblichen Teilnehmer und 64 % der männlichen Befragten erneut für die Ausbildung entscheiden. Hier lassen sich deutliche geschlechterspezifische Unterschiede erkennen.

4.3 Ergebnisse des AVEM im Überblick

Von den insgesamt 218 Auszubildenden, die den AVEM ausgefüllt haben, können 186 ausgewertet werden.

Bei den befragten Auszubildenden liegt der Anteil der Gesundheitsmuster, bestehend aus Muster G und Muster S, bei 60 %. Der Anteil der Risikomuster liegt bei 40 %.

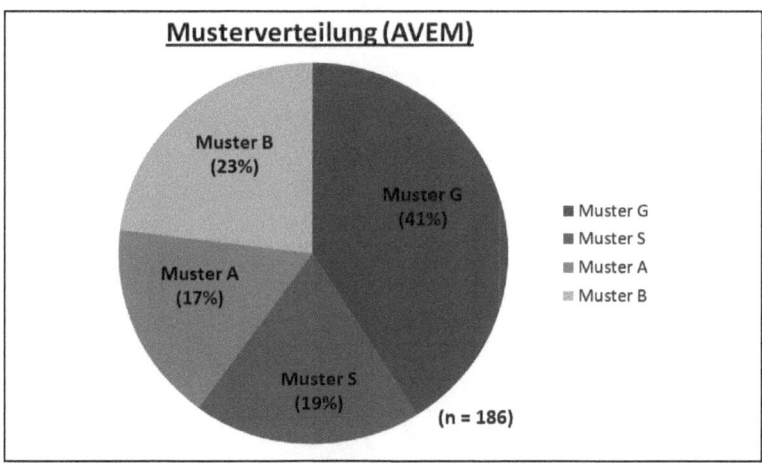

Abbildung 18 – AVEM-Muster im Überblick

Schaut man auf die einzelnen Muster, erhält man folgende Konstellation:

Das am häufigsten vertretene Muster ist das Gesundheitsmuster G mit 41 %, gefolgt von Muster B mit 23 %.

Das S-Muster mit 19 % und das A-Muster mit 17 % liegen dicht beisammen und kommen ähnlich häufig vor.

Der hohe Muster G Anteil spricht für das Vorhandensein ausreichender Ressourcen gegenüber beruflichen Anforderungen. Der Muster S Anteil, der mit Motivationsdefiziten in Zusammenhang steht,

Ergebnisse

fällt niedrig aus. Die Risikomusteranteile lassen bereits ein Überforderungserleben innerhalb der Ausbildungssituation erkennen.

4.3.1 Musterverteilung nach Ausbildungsart

Die AVEM Muster unterscheiden sich hinsichtlich der Alten- und Krankenpflege deutlich. Die Auszubildenden der GuK weisen den höchsten Muster G und den niedrigsten Muster S Anteil auf.

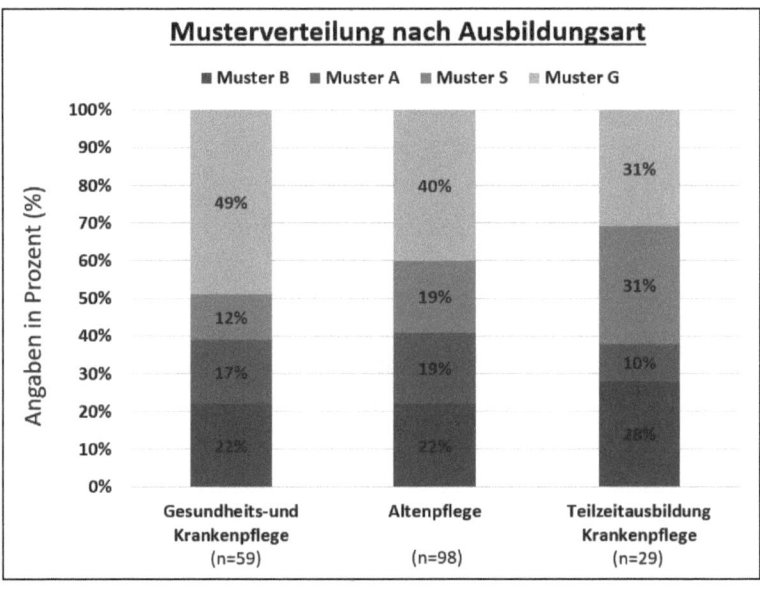

Abbildung 19 – Musterverteilung nach Ausbildungsart

Die Auszubildenden der AP verzeichnen mit 40 % den zweithöchsten Muster G Anteil. Das Schonungsmuster ist mit 19 % häufiger anzutreffen als bei der GuK. Es ist der Grund dafür, dass die Gesundheitsmuster denen der GuK ähneln.

Die Werte bei dem A-Muster (19 %) liegen bei den Auszubildenden der AP auf einem höheren Niveau und führen letztlich im Zusammenspiel mit dem B-Muster zum insgesamt größten Risikomusteranteil aller Auszubildenden.

Die Teilnehmer der Teilzeitausbildung haben hingegen den größten Muster S Anteil, der mit einem Anteil von über 30 % nahezu 3-mal so hoch ausfällt wie bei den Auszubildenden der Gesundheits- und Krankenpflege. Zusammen mit dem G-Muster ist es für die beste Bilanz der Gesundheits- und Risikomuster zuständig. Das A-Muster spielt in der Teilzeitausbildung eine untergeordnete Rolle. Das Muster B ist hingegen stark vertreten.

4.3.2 Musterverteilung und Geschlecht

Ein Vergleich der AVEM Muster nach Geschlecht weist auf geschlechter-spezifische Haltungen und Einstellungen in Bezug auf die Arbeit hin.

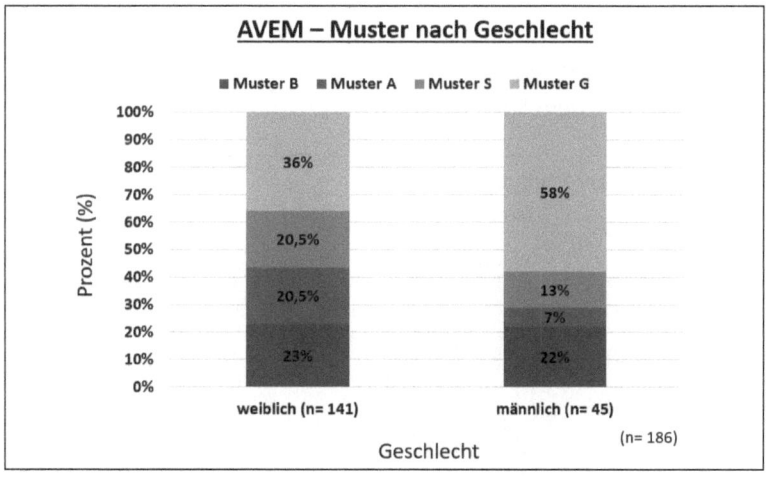

Abbildung 20 – Musterverteilung nach Geschlecht

Das Muster B ist bei beiden Geschlechtern ungefähr gleich häufig anzutreffen. Bei dem Muster A, das durch ein überhöhtes Engagement und einer hohen Bedeutsamkeit der Arbeit gekennzeichnet ist, weisen die weiblichen Teilnehmer dreimal höhere Werte auf als die männlichen Teilnehmer der Studie.

Das S-Muster ist bei den männlichen Teilnehmer weniger stark ausgeprägt und bei den weiblichen Teilnehmern deutlich häufiger anzutreffen.

Das Muster G, das Hinweise auf ein gesundheitsförderliches Verhältnis gegenüber der Arbeit gibt, ist bei den männlichen Teilnehmern mit 58 % Anteil stark ausgeprägt. Demgegenüber stehen 36 % Muster G Anteil bei den Frauen.

Noch deutlicher wird der Unterschied, wenn die Gesundheits- und Risikomuster als Gesamtheit gegenübergestellt werden. Die männlichen Teilnehmer weisen mit 71 % einen deutlich höheren Gesundheitsmusteranteil auf als die weiblichen Teilnehmer mit ca. 57 %. Dementsprechend liegt bei den Männern der Anteil der Risikomuster bei 29 % und bei den Frauen bei 43 %.

Die niedrigeren Werte beim beruflichen Engagement, die nicht zu einer Schonhaltung führen, sind u. a. ein Grund für das gute Abschneiden der männlichen Auszubildenden.

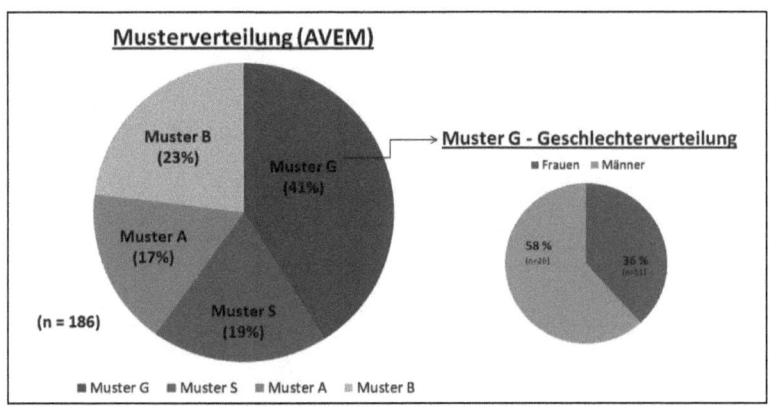

Abbildung 21 – Geschlechterverteilung Muster G im Detail

Die Abbildung 21 zeigt eine separate Analyse der Muster G Verteilung bei Frauen und Männern. Zu berücksichtigen ist die höhere Anzahl weiblicher Teilnehmer an der Befragung.

4.3.3 Musterverteilung und Alter

Die AVEM-Verteilung nach Alter der Teilnehmer zeigt bei den unter 18-jährigen einen hohen A-Muster Anteil. Bei den 27–30- und den über 46-Jährigen ist das Muster B deutlich häufiger anzutreffen als bei den Vergleichsgruppen.

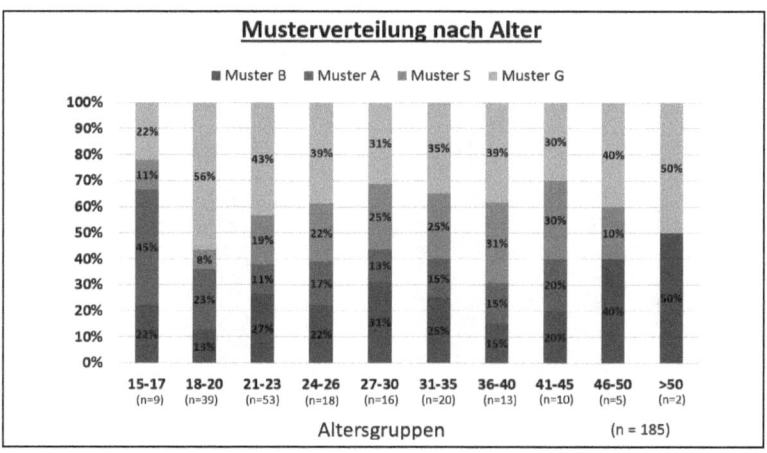

Abbildung 22 – Musterverteilung nach Alter

Bei den 18–20-Jährigen und bei den 36–40-Jährigen ist der Anteil der Gesundheitsmuster am stärksten vertreten. Insgesamt lassen sich leichte Tendenzen hinsichtlich der Zunahme der Risikomuster und Abnahme der Gesundheitsmuster im Alter erkennen. Die Stichprobengröße (n = 17) ist bei den über 41-jährigen Teilnehmern allerdings relativ gering, so dass einzelne Ausreißer das Ergebnis stark verzerren können.

Ergebnisse

4.3.4 Musterverteilung und Kinder

Gerade in der Teilzeit- und in der Altenpflegeausbildung geben die Teilnehmer an, Familie und Beruf unter einen Hut bringen zu müssen. Alle befragten TZ-Auszubildenden haben Kinder. Am häufigsten wird das Vorhandensein von einem Kind (n = 30) genannt. 29 Auszubildende haben 2 Kinder, 13 Auszubildende 3 Kinder und 5 Auszubildende haben 4 Kinder.

In Abbildung 23 wird die Musterverteilung bei den Teilnehmern mit Kindern mit denen ohne Kinder verglichen.

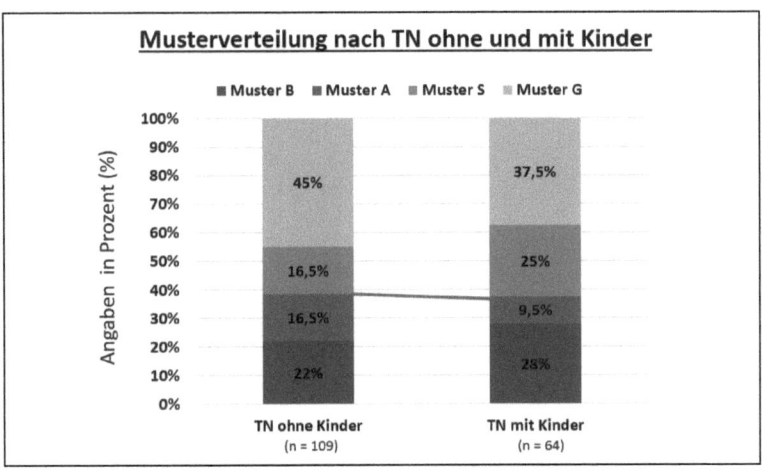

Abbildung 23 – Musterverteilung TN mit und ohne Kinder

Die Auszubildenden mit einem oder mehreren Kindern weisen in der Gesamtheit niedrigere Risikomuster und höhere Gesundheitsmuster auf, als die Auszubildenden ohne Kinder.

Vor allem das Schonungsmuster sticht heraus, das bei den Teilnehmern mit Kindern ausgeprägter ist. In der näheren Betrachtung zeigt sich, dass die betreffenden Personen mit Kindern auf verschiedene Ressourcen zurückgreifen können. Vor allem die Werte für das

Erleben sozialer Unterstützung und für eine höhere Distanzierungsfähigkeit spielen hier eine zentrale Rolle.

Die Anzahl der Kinder nimmt hingegen kaum Einfluss auf das Risikomuster B, jedoch auf das Muster G. Dieses steigt mit zunehmender Kinderzahl von 28 % bei einem Kind, auf bis zu 50 % bei 4 Kindern kontinuierlich an. Das Schonungsmuster liegt bei Auszubildenden mit einem Kind bei 36% und fällt mit steigender Kinderzahl ab. Den niedrigsten S-Muster Anteil haben Auszubildende mit 3 Kindern. In Anbetracht einer anzunehmenden Mehrbelastung ein überraschendes Ergebnis.

4.3.5 Musterverteilung im Ausbildungsverlauf

Die Musterverteilung der Auszubildenden verändert sich im Ausbildungsverlauf, wobei die größte Veränderung im dritten Ausbildungsjahr stattfindet.

Im ersten Ausbildungsjahr dominiert das Gesundheitsmuster G und das S-Muster ist selten anzutreffen. Das Muster B ist mit einem Anteil von 26 % auf dem höchsten Stand innerhalb der dreijährigen Ausbildung.

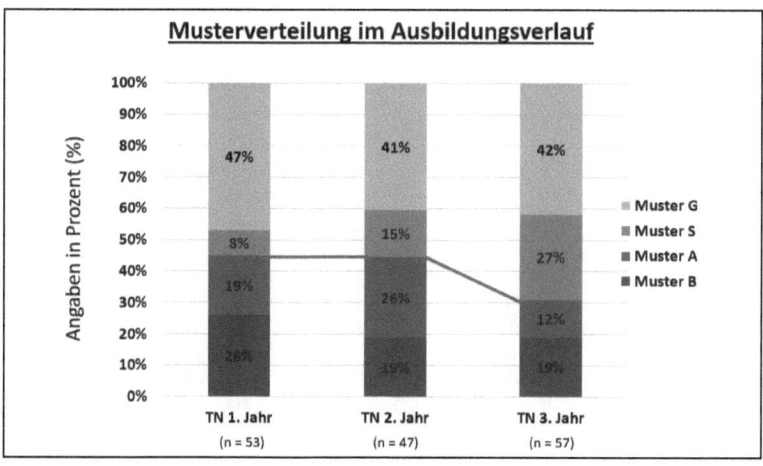

Abbildung 24 – Musterverteilung im Ausbildungsverlauf

Ergebnisse

Im zweiten Ausbildungsjahr nimmt das G-Muster ab, gleichzeitig verdoppelt sich das Schonungsmuster und das Muster B sinkt im gleichen Maß ab, wie das A-Muster zunimmt.

Die Gesundheits- und Risikomuster in ihrer Gesamtheit bleiben in den ersten beiden Jahren stabil.

Das G-Muster bleibt im dritten Ausbildungsjahr weitestgehend konstant. Trotzdem findet eine Verschiebung zugunsten der Gesundheitsmuster statt. Dies liegt an einer Verschiebung des A-Musters in Richtung des S-Musters.

Eine Zunahme der Schonungsmuster lässt sich später, vor allem bei den examinierten Pflegekräften, ebenfalls beobachten. In der Abbildung 24 ist der Musterverlauf der 3 Ausbildungsjahre dargestellt.

Die Teilzeitkurse mit ihren 33 Teilnehmern wurden herausgerechnet, um Verzerrungen hinsichtlich der Ausbildungsjahre zu minimieren.

4.3.6 Musterverteilung nach Region

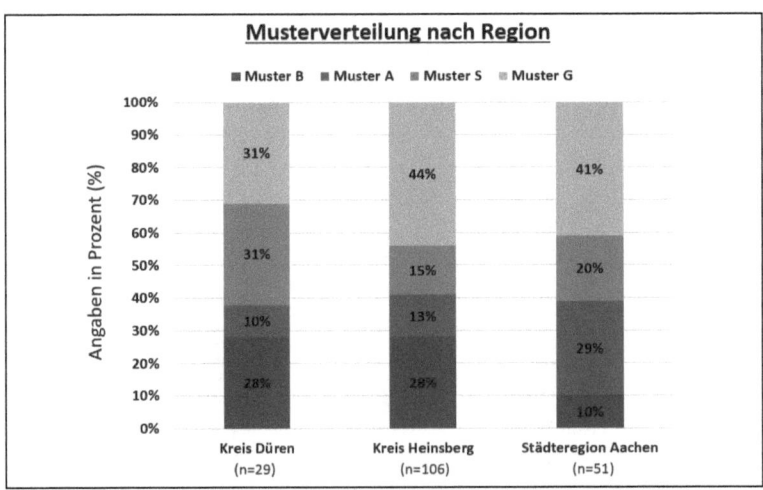

Abbildung 25 – AVEM-Musterverteilung nach Region

Bei der Musterverteilung lassen sich auch regionale Unterschiede darstellen. Die Auszubildenden des Kreises Heinsberg haben mit 44 % einen hohen Muster G Anteil, allerdings gleichzeitig die höchsten Werte bei den Risikomustern. Das Schonungsmuster fällt mit 15 % niedrig aus.

Die Auszubildenden des Kreises Düren haben die höchsten Gesundheitsmuster (62 %) und die niedrigsten Risikomuster. Mit 31 % Schonungsmusteranteil heben sie sich in diesem Bereich deutlich von den Vergleichsregionen ab.

Bei den Auszubildenden der Städteregion Aachen ist zum einen der niedrige Wert bei der Muster B Ausprägung (10 %) auffällig. Zum anderen liegt der Wert für das Muster A deutlich über den Vergleichswerten der anderen Regionen.

Zu berücksichtigen ist bei den Ergebnissen, dass die Daten der Städteregion allein auf die Befragung von Altenpflegeschülern beruht und im Kreis Düren der TZ-Kurs abgebildet wird.

4.3.7 Musterverteilung nach Schulabschluss

Die Musterverteilung hinsichtlich der Zugangsvoraussetzungen bzw. Schulabschlüsse variiert stark. Auszubildende mit Abitur haben mit einem Anteil von 55 % den höchsten Muster G und den niedrigsten Muster S und Muster B Anteil aller Auszubildenden.

Bei den Auszubildenden mit Hauptschulabschluss finden sich die niedrigsten Muster G und die höchsten Muster B und Muster S Anteile. Auszubildende mit Realschulabschluss und Fachabitur liegen im Mustervergleich nahezu gleichauf.

Ergebnisse

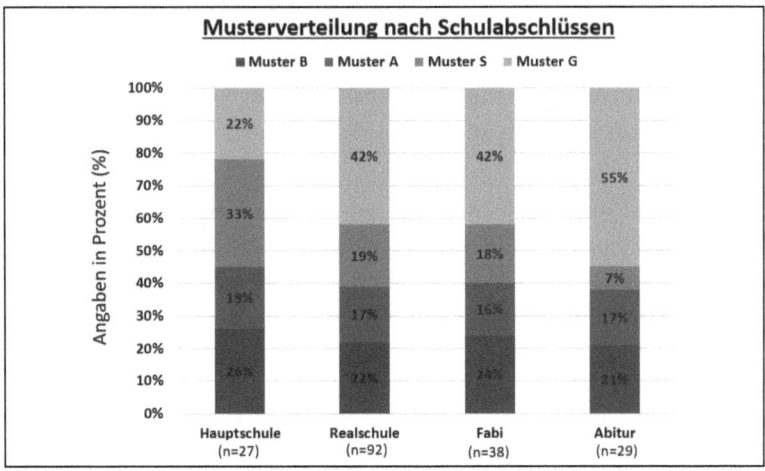

Abbildung 26 – Musterverteilung nach Schulabschluss

Im Vergleich der Risikomuster zu den Gesundheitsmustern liegen die Auszubildenden, mit Ausnahme der Auszubildenden mit Hauptschulabschluss, dicht beisammen.

4.4 Die AVEM-Profile im Detail

Die Leistungsmöglichkeiten des AVEM werden dann voll ausgeschöpft, wenn neben den komplexen Mustern (G / S / A / B) auch die einzelnen Dimensionen (Einzelskalen) und das Zusammenspiel der einzelnen Dimensionen (Profile) genauer betrachtet werden.

Die AVEM-Profile weisen bei den Gesundheits- und Risikomustern typische Veränderungen in den Einzelskalen und im Zueinander der Dimensionen auf. Die Dimensionen können, wie im Kapitel 3.4.1 beschrieben, in 3 Merkmalsbereiche zusammengefasst werden. Die Merkmalsbereiche Arbeitsengagement, persönliche Widerstandsfähigkeit und Emotionen, geben ebenfalls Hinweise auf gesundheitsförderliche oder gesundheitsriskante Verhaltens- und Erlebensweisen.

Sie decken zusammen mit den Einzelskalen die Besonderheiten bei den Einstellungen und Haltungen auf und bieten so Ansatzmöglichkeiten für Interventionen, mit denen Ressourcen gezielt gefördert werden können.

Die Gegenüberstellung der Ergebnisse mit examinierten Pflegekräften, Studierenden und anderen Berufsgruppen zeigt auf, wie den Auszubildenden die Bewältigung beruflicher Anforderungen im Vergleich gelingt.

4.4.1 Die AVEM Gesundheitsmuster (G und S)

Bei den Gesundheitsmustern dominiert das G-Muster. Es macht 41 % aller Musteranteile aus und ist Ausdruck eines ausgewogenen Verhältnisses zwischen arbeitsbedingten Belastungen und vorhandenen Ressourcen.

Das G-Muster bei den Auszubildenden weist typischerweise hohe Werte bei der offensiven Problembewältigung, niedrigste Werte bei der Resignationstendenz und hohe Werte bei der Distanzierungsfähigkeit und sozialen Unterstützung auf.

Die Werte im Bereich des Arbeitsengagements sind überdurchschnittlich, aber nicht exzessiv ausgeprägt. Die persönliche Widerstandsfähigkeit fällt vor allem durch die niedrige Resignationstendenz auf. Es sind Ressourcen im Bereich der sozialen Unterstützung vorhanden.

Die 20-jährige Teilnehmerin aus der Gesundheits- und Krankenpflege, siehe Abbildung 27, steht stellvertretend für das G-Muster der Auszubildenden.

Ergebnisse

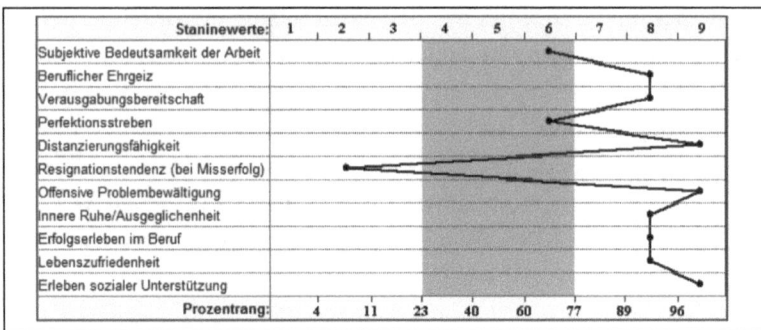

Abbildung 27 – Hohe Muster G Ausprägung (GuK)

Innerhalb des G-Musters unterscheiden sich vor allem die Dimensionen im Merkmalsbereich Emotionen (9–11). Diese können im Einzelfall deutlich geringer ausfallen.

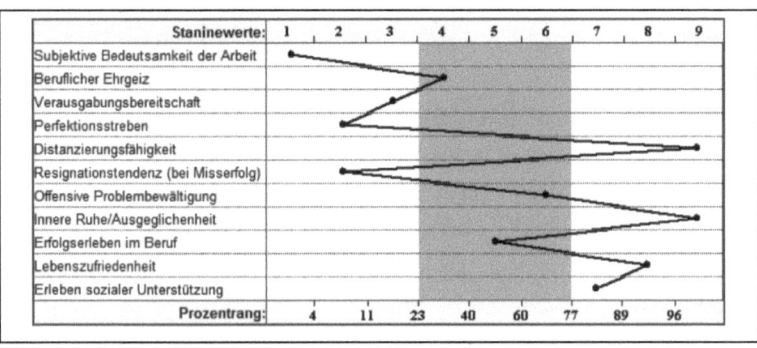

Abbildung 28 – Hohe Muster S Ausprägung (GuK)

Das S-Muster ist bei 19 % der Auszubildenden anzutreffen und weist darauf hin, dass das kennzeichnende Merkmal gegenüber beruflichen Anforderungen eine Schonungs- bzw. Schutzhaltung ist. Die Abbildung 28 zeigt beispielhaft einen 22 Jahre alten Teilnehmer aus der GuK mit einer 98,8 % Muster S Ausprägung.

Die AVEM-Profile im Detail

Anzutreffen sind typischerweise niedrige bis sehr niedrige Werte beim Arbeitsengagement. Vor allem die Distanzierungsfähigkeit bzw. Erholungs-fähigkeit ist stark ausgeprägt. Eine niedrige Resignationstendenz und hohe Werte bei der inneren Ruhe und Ausgeglichenheit sprechen für eine gute persönliche Widerstandsfähigkeit und Bewältigung von Belastungen in der Ausbildung. Der Bereich „Lebensgefühl" dient als Ressource und dem beruflichen Ausgleich. Die Werte sind für die Personen, die dem S-Muster zugeordnet werden können, häufig überdurchschnittlich hoch. Die Konstellation der Merkmalsbereiche spricht insgesamt für eine gesundheitsförderliche Situation.

4.4.2 Die AVEM-Risikomuster (A und B)

Bei den Risikomustern ist das Muster B am häufigsten anzutreffen.

Im Bereich des Arbeitsengagements finden sich die niedrigsten Werte aller AVEM Muster. Die Bedeutsamkeit der Arbeit und der berufliche Ehrgeiz sind sehr niedrig. Im Bereich der persönlichen Widerstandsfähigkeit sind die Resignationstendenz und die offensive Problembewältigung auffällig. Das Lebensgefühl ist durch negative Emotionen gekennzeichnet.

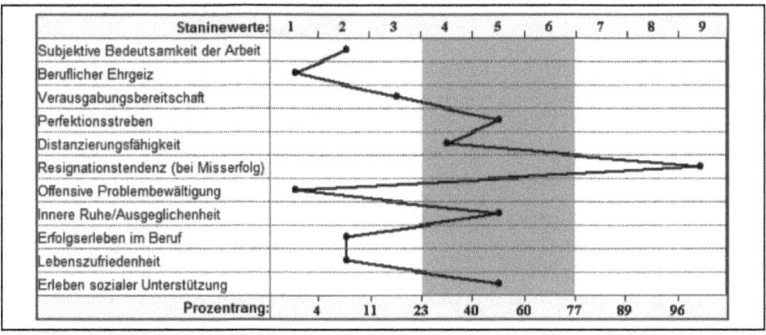

Abbildung 29 – Volle Muster B Ausprägung (GuK)

Ergebnisse

Die in Abbildung 29 beschriebene 20-jährige Teilnehmerin aus der GuK weist eine volle, 100 % Musterausprägung auf und verdeutlicht die Symptomatik.

Die passive und resignativ-leidende Haltung, gekennzeichnet durch sehr hohe Werte bei der Resignationstendenz und sehr niedrige Werte bei der offensiven Problembewältigung, hat z. T. deutliche Befindlichkeitsstörungen zur Folge.

Die Kombination aus stark ausgeprägter Resignationstendenz bei Misserfolg, passiver Grundhaltung, defensiver Problembewältigung und geringem beruflichen Ehrgeiz, macht es schwer, die Ausbildung erfolgreich zu durchlaufen.

Das Risikomuster A nimmt im Ausbildungsverlauf ab und ist mit 17 % das Muster mit dem geringsten Anteil. Es ist durch die höchsten Werte beim Arbeitsengagement gekennzeichnet.

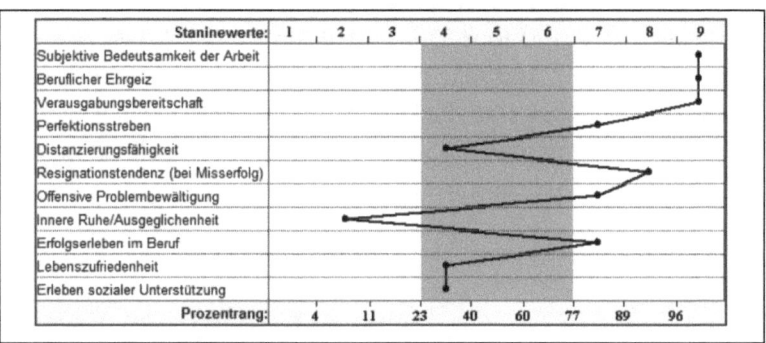

Abbildung 30 – Hohe Muster A Ausprägung (AP)

Der Bereich der persönlichen Widerstandsfähigkeit fällt vor allem durch eine hohe Resignationstendenz auf. Die Werte für das Lebensgefühl bzw. Emotion weisen typischerweise durchschnittliche Werte auf.

Hohe Werte beim Arbeitsengagement in den Dimensionen 1 bis 4 stehen niedrigen Werten bei der inneren Ruhe gegenüber. Dies kann Anzeichen einer rastlosen Haltung gegenüber der Arbeit sein, mit ständiger Bereitschaft, Leistung erbringen zu müssen. Die Abbildung 30 dient der Veranschaulichung dieser Konstellation.

Das Muster A kommt bei den weiblichen Teilnehmern der Studie sehr viel häufiger vor als bei den männlichen Teilnehmern. Es ist in der Altersgruppe der 15- bis 20-Jährigen im Vergleich am stärksten vertreten.

Das überhöhte Engagement bei gleichzeitig verminderter Widerstandsfähigkeit gegenüber Belastungen und einem eingeschränkten Lebensgefühl weisen darauf hin, dass Anforderungen und Ressourcen nicht im Gleichgewicht stehen.

4.4.3 Unterschiede hinsichtlich der 11 Dimensionen im Detail

Bei den Auszubildenden mit hohen Musterausprägungen (> 80%, n = 111) wird ein Binnenvergleich der 11 Dimensionen durchgeführt, um Unterschiede in den einzelnen Dimensionen aufzuzeigen. Von besonderer Bedeutung ist hierbei, welche Werte in den Dimensionen typisch für gesundheitsförderliches oder gesundheitsriskantes Erleben und Verhalten sind. Bei der Auswertung werden die Staninewerte des G-Musters mit denen der anderen Muster verglichen. Die jeweils meisten Nennungen pro Muster (Modus) bilden die Grundlage für die Beschreibungen.

Subjektive Bedeutsamkeit der Arbeit
Hier weisen die G-Muster durchschnittliche Werte (Staninewert 5) auf, während es beim A-Muster (Staninewert 8) zu deutlich höheren Werten kommt. S-Muster und B-Muster weisen niedrige Werte auf.

Beruflicher Ehrgeiz
Diese Dimension ist vor allem für die Betrachtung des Muster S interessant. Hier liegen im Vergleich zu den anderen Mustern die niedrigs-

ten Werte (Staninewert 4) vor, was auf eine niedrige berufliche Motivation hinweist. Die höchsten Werte finden sich bei Muster G und A. Hier liegt der Modus in beiden Fällen auf dem Wert 9.

Verausgabungsbereitschaft
Die Verausgabungsbereitschaft ist bei Auszubildenden mit Muster A deutlich höher ausgeprägt als bei den übrigen Mustern. Der Modus liegt hier auf dem Stanine Wert 8 und der niedrigste angegebene Staninewert auf der 7. Bei Muster G sind leicht überdurchschnittliche Werte (Staninewert 6) und bei Muster S und B durchschnittliche Werte anzutreffen.

Perfektionsstreben
Das Perfektionsstreben ist bei Muster A stark ausgeprägt. Der Modus liegt hier auf dem Staninewert 9. Auszubildende mit Muster G weisen überdurchschnittliche, Muster B unterdurchschnittliche Werte auf.

Die Werte bei Muster S fallen sehr niedrig aus. Hier liegt der Modus beim Staninewert 1.

Distanzierungsfähigkeit
Die Werte für die Distanzierungsfähigkeit geben u. a. Aufschluss über die Erholungsfähigkeit. Die Auszubildenden mit den Risikomustern A und B können sich beruflich am wenigsten von ihrer Arbeit distanzieren. Sie können weniger gut abschalten und regenerieren. Hier sind unterdurchschnittliche Staninewerte (Staninewert 4 abwärts) anzutreffen.

Das S-Muster weist hier die höchsten Werte auf, was für eine hohe Distanzierungsfähigkeit gegenüber beruflichen Anforderungen steht. Der Modus liegt auf dem Wert 9. Beim G-Muster finden sich hier moderat überdurchschnittliche Werte.

Resignationstendenz bei Misserfolg

Die Risikomuster, vor allem das Muster B, haben hinsichtlich der Resignationstendenz hohe Werte. Der Modus liegt bei beiden Risikomustern auf dem Staninewert 9. Niedrige Werte weisen beide Gesundheitsmuster auf. Der Modus liegt bei beiden deutlich unter dem Durchschnitt.

Offensive Problembewältigung

Der Umgang mit Problemen und herausfordernden Situationen gehört zum Alltag von Pflegekräften dazu. Hier zeigen sich deutliche Unterschiede zwischen den Gesundheits- und Risikomustern.

Vor allem Auszubildende mit Muster G geben eine hohe offensive Problembewältigung an. Der Modus liegt auf dem höchsten Staninewert 9. Bei Auszubildenden mit B-Muster Ausprägung liegt der Modus auf dem Staninewert 1. Die Muster S und B kommen auf durchschnittliche Werte. Die Dimension weist die größte Differenz zwischen Gesundheitsmuster G und Risikomuster B auf.

Innere Ruhe und Ausgeglichenheit

Im Bereich der inneren Ruhe und Ausgeglichenheit weisen die Auszubildenden mit Muster G insgesamt die höchsten Werte auf (Modus Staninewert 7). Die niedrigsten Werte haben hier die Auszubildenden mit Muster A. Für die Muster S und B sind keine klaren Tendenzen zu erkennen.

Erfolgserleben im Beruf

Das höchste Erfolgserleben weisen die Auszubildenden mit dem G-Muster auf, der Modus liegt auf dem Wert 8. Die Auszubildenden mit Muster A Ausprägung folgen. Sehr niedrige Werte haben die Auszubildenden mit Muster B Ausprägung. Hier liegt der Modus auf dem Staninewert 1.

Lebenszufriedenheit
Die Lebenszufriedenheit ist insgesamt wenig ausgeprägt bei den befragten Auszubildenden. Bis auf das Muster B, die auffällig niedrige Werte zeigen, geben alle mittlere Werte in diesem Bereich an. Bei Muster B liegt der Modus auf dem Staninewert 2.

Erleben sozialer Unterstützung
Bei den Risikomustern fällt das Erleben sozialer Unterstützung niedrig aus. Vor allem Auszubildende mit dem Muster A erleben wenig soziale Unterstützung. Der Modus liegt auf dem Staninewert 3. Moderat besser sieht es bei Muster B (Modus Staninewert 4) aus. Viel Unterstützung erfahren Auszubildende mit Muster G, hier liegt der Modus auf dem Wert 8. Auf überdurchschnittliche Werte kommen Auszubildende mit einem S-Muster.

Bei den befragten Teilnehmern des Teilzeitkurses, die insgesamt niedrigere Risikomuster aufweisen als die Gesamtstichprobe, kommt es zu großen Unterschieden innerhalb des Erlebens von sozialer Unterstützung. Sind die Werte in diesem Bereich hoch, liegen in der Regel Gesundheitsmuster vor. Bei niedrigen Werten sind gehäuft Risikomuster anzutreffen.

4.4.4 Vergleich der Auszubildenden mit Studierenden
Der AVEM lässt einen Vergleich der Auszubildenden aus Pflegeberufen mit anderen Ausbildungs- und Studienberufen zu, siehe Abbildung 31.

Die AVEM-Profile im Detail

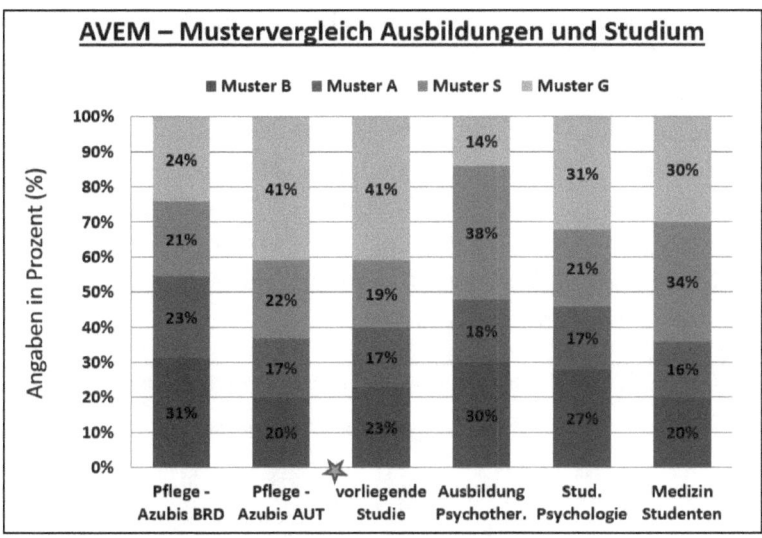

Abbildung 31 – Mustervergleich Ausbildung und Studium

Die Auszubildenden der vorliegenden Studie weisen zusammen mit den österreichischen Krankenpflegeschülern die höchsten Muster G Werte auf. Zudem ist der Schonungsmusteranteil mit 19 % der niedrigste.

Fasst man Gesundheits- und Risikomuster zusammen, weisen die Medizinstudenten (vgl. Aster-Schenck et al. 2010) und die österreichischen Pflegeschüler einen höheren Gesundheitsanteil auf (vgl. Fischer 2006, S. 72 ff.). Bei den Medizinstudenten ist das Schonungs- bzw. Schutzmuster und bei den österreichischen Schülern der niedrigste Muster B Anteil hierfür zuständig.

Die von Schaarschmidt und Fischer untersuchten Auszubildenden aus der BRD, (vgl. Schaarschmidt und Fischer 2008, S. 79) weisen eine deutlich ungünstigere Konstellation von Gesundheits- zu Risikomustern auf. Im Vergleich ergeben sich dort die niedrigsten Gesundheits- und die höchsten Risikomuster.

Ergebnisse

4.4.5 Vergleich der Auszubildenden mit examinierten Pflegekräften

Die Auszubildenden dieser Studie können mit examinierten Pflegekräften, die in unterschiedlichen Settings arbeiten, verglichen werden. In der Studie von Schulz (vgl. Schulz et al. 2011, S. 411 ff.), sind Pflegekräfte aus vier deutschen Krankenhäusern befragt worden, 18 % der Teilnehmer weisen das Muster G, 44 % das Muster S, 10 % das Muster A und 27 % das Muster B auf.

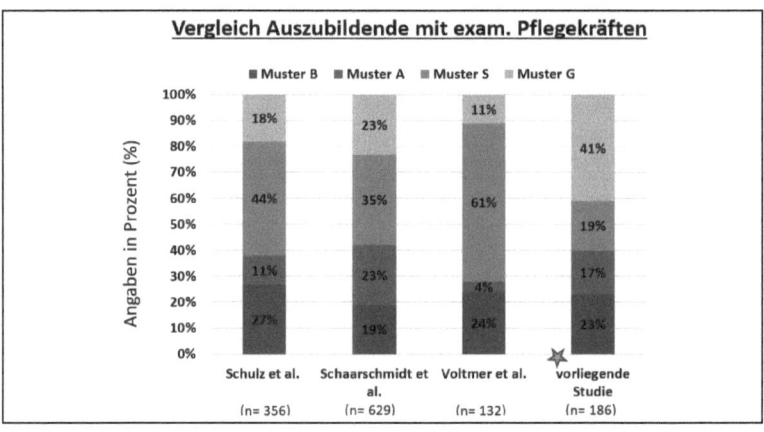

Abbildung 32 – Vergleich der Auszubildenden mit exam. Pflegekräften

Der Anteil der Risikomuster liegt insgesamt bei 37 % und somit etwas niedriger als bei den hier befragten Auszubildenden. Grund für diese Verteilung ist der hohe Anteil des Schonungsmusters.

Pflegekräfte in der Psychiatrie weisen deutlich geringere Risikomuster auf. In der Studie von Voltmer, durchgeführt an 132 Pflegekräften entfallen, 28 % auf eines der Risikomuster. (vgl. Voltmer et al. 2013, S. 180 ff.) Teilnehmer der Fachweiterbildung „Psychiatrische Pflege" liegen mit einem Risikomusteranteil von 16 % nochmals deutlich unter den schon niedrigen Werten von Voltmer. Der Grund in beiden Fällen ist der hohe S-Muster Anteil. (vgl. Grothe 2015, S. 76)

Die Tendenz hin zum Schonungsmuster ist auch im Ausbildungsverlauf zu erkennen. Das Schonungsmuster nimmt zum Ausbildungsstart eine untergeordnete Rolle ein und ist zum Ende der Ausbildung über dreimal so hoch.

4.4.6 AVEM Muster und gesundheitliche Beschwerden

Es ist davon auszugehen, dass sich die Ergebnisse vorliegender Studien zur Interpretation gesundheitlicher Beschwerden heranziehen lassen. Demnach gehen vor allem mit den Risikomustern physische und psychische Beschwerden einher, wobei die psychischen Beschwerden am deutlichsten hervortreten.

Bei den psychischen Beschwerden werden Unruhe, Erschöpfung, herabgesetztes Selbstwertgefühl sowie Leistungsinsuffizienzerleben beschrieben. Diese sind bei den Personen mit Muster B nochmals ausgeprägter als bei Muster A.

Bei den physischen Beschwerden fallen körperlich-funktionelle Beschwerden, wie Kopfschmerzen, Herz-Kreislaufbeschwerden, Verdauungsbeschwerden und Nacken- bzw. Rückenschmerzen auf. Hier gibt es innerhalb der Risikomuster kaum Unterschiede.

Insgesamt fällt die Bilanz bei den Gesundheitsmustern deutlich positiver aus. Befindlichkeitsstörungen oder psychosomatische Beschwerden werden deutlich seltener genannt. (vgl. Schaarschmidt und Fischer 2008, S. 40)

4.5 Ergebnisse – Motivation in der Ausbildung

Der Motivationsfragebogen ist in die Abschnitte Eingangs-, Teilnahme- und Abschlussmotivation unterteilt und wird unter anderem mit sozio-demografischen Daten und den Ergebnissen des AVEM in Verbindung gesetzt.

Die durchschnittliche Motivation der Auszubildenden über den gesamten Ausbildungsverlauf hinweg liegt auf einer Skala von 1 (gar nicht motiviert) bis 10 (sehr stark motiviert) aufgerundet bei 6,9.

Es gibt jedoch deutliche Unterschiede bei den AVEM Mustern. Die höchste Motivation geben die Auszubildenden des G-Musters an. Sie kommen auf einen Wert von 7,7. Dies entspricht, in einer Note[4] umgerechnet, einer befriedigend bis guten Motivation.

Der zweithöchste Wert findet sich bei den Auszubildenden mit dem Risikomuster A. Sie liegen nahezu gleichauf mit dem Gesundheitsmuster G und kommen auf einen durchschnittlichen Wert von 7,5.

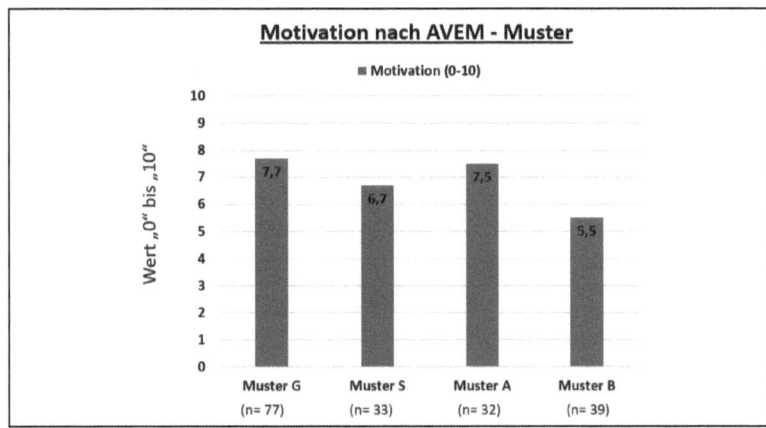

Abbildung 33 – Durchschnittliche Motivation nach AVEM-Muster

---

4 IHK Notenschlüssel [www.ihk-muenchen.de/ihk/documents/Berufliche-Bildung/notenschluessel-dezimal2.pdf]

Das Schonungsmuster S weist entsprechend der Musterscharakteristik niedrigere Werte (6,7) auf. Die Auszubildenden mit Muster B Ausprägung kommen auf ausreichende Werte von 5,5 und liegen damit deutlich unter dem Durchschnitt aller Auszubildenden.

Im Vergleich der Ausbildungsberufe geben die Teilnehmer (n = 118) der Altenpflege mit einem durchschnittlichen Wert von 7,4 eine höhere Motivation an, als die Teilnehmer (n = 100) der Gesundheits- und Krankenpflege mit einem durchschnittlichen Wert von 6,6. Die Teilnehmer (n = 33) der Teilzeitausbildung, allesamt aus dem Bereich der GuK, ähneln mit einem durchschnittlichen Wert von 7,5 in ihrem Antwortverhalten der Altenpflege.

4.5.1 Motivation im Ausbildungsverlauf

Im Ausbildungsverlauf zeigen sich typische Veränderungen der Motivation bei den Auszubildenden.

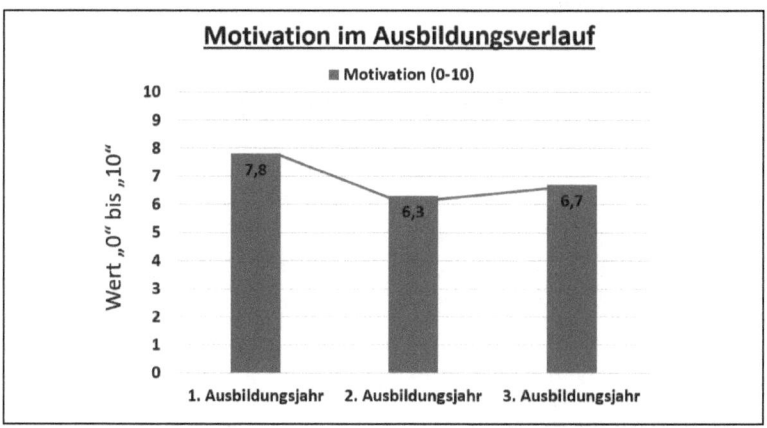

Abbildung 34 – Motivation im Ausbildungsverlauf

Die Motivation liegt zum Ausbildungsbeginn in einem Bereich mit hohen Werten von 7,8. Im zweiten Ausbildungsdrittel fallen die durch-

Ergebnisse

schnittlichen Werte deutlich ab. Sie liegen nun bei einem Wert von 6,3. Im letzten Ausbildungsdrittel steigen die Motivationswerte erneut an. Mit einem Wert von 6,7 werden die Ausgangswerte zum Ausbildungsstart nicht mehr erreicht.

Die Motivation zeigt bei beiden Geschlechtern einen ähnlichen Verlauf. Die männlichen Auszubildenden weisen insgesamt in jedem der Ausbildungsjahre niedrigere Werte auf. Zudem nimmt die durchschnittliche Abschlussmotivation zum Ende der Ausbildung weniger stark zu, als dies bei den weiblichen Auszubildenden der Fall ist.

4.5.2 Eingangs- bzw. Zugangsmotivation

Die Eingangsmotivation ist bei den Auszubildenden hoch. Die Motive für das Ergreifen eines pflegerischen Berufes sind durchweg bei allen Ausbildungsberufen ähnlich stark ausgeprägt.

Die Auszubildenden sehen in der Möglichkeit „eigenes Geld zu verdienen" den stärksten (extrinsischen) Motivator. An zweiter Stelle steht „die Arbeit mit und am Menschen".

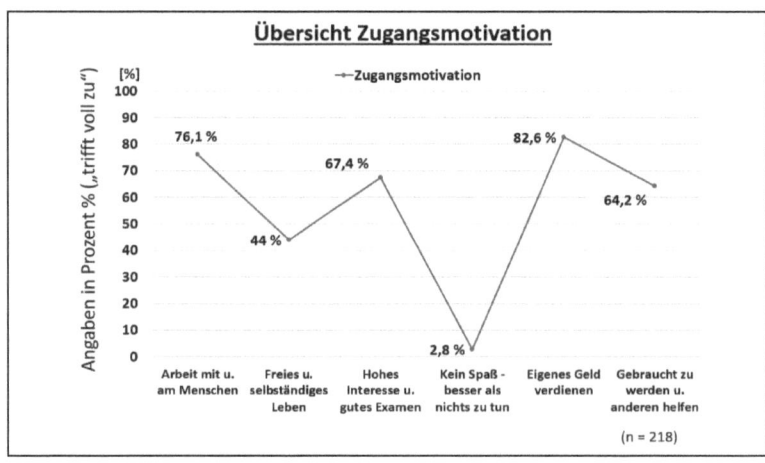

Abbildung 35 – Zugangsmotivation – Übersicht

Das „Interesse an einem pflegerischen Beruf" in Verbindung mit einem „guten Examen" motiviert die Auszubildenden ähnlich stark, wie das Motiv „gebraucht zu werden" und „anderen helfen zu können". Wenige geben an, dass die Ausbildung keinen Spaß macht und lediglich besser ist, als gar nichts zu tun.

Im Vergleich der Ausbildungsberufe von Altenpflege und Gesundheits- und Krankenpflege ergeben sich kaum Unterschiede. Für die Auszubildenden in der Altenpflege finden sich leicht höhere Werte bei den Items „eigenes Geld verdienen" und „dem Gefühl gebraucht zu werden".

Im AVEM Mustervergleich zeigen sich wenige Unterschiede hinsichtlich der Zugangsmotivation. Bei allen Mustern findet sich ein größerer oder geringerer Zuspruch für die einzelnen Items.

4.5.2.1 Zugangsmotivation und Geschlecht

Die Zugangsmotivation weist geschlechterspezifische Unterschiede auf. Die weiblichen Befragten haben in sämtlichen Items höhere Werte als ihre männlichen Kollegen.

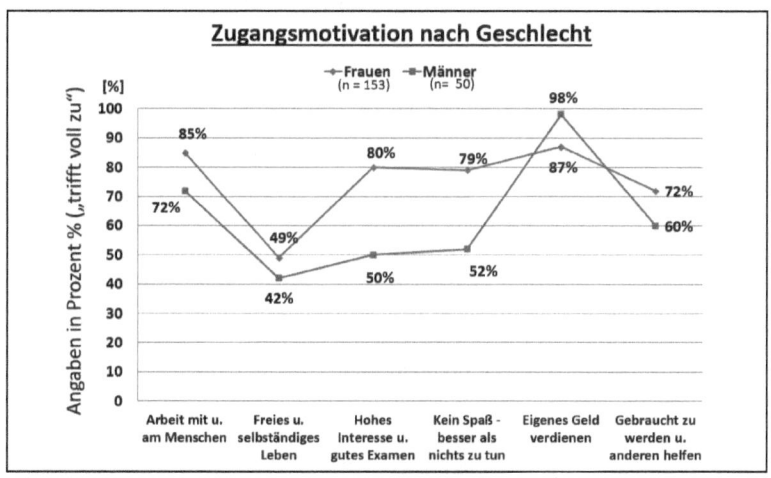

Abbildung 36 – Zugangsmotivation nach Geschlecht

Vor allem die Werte bei den Fragen nach der intrinsischen Motivation unterscheiden sich. So geben 85 % der weiblichen Auszubildenden ein hohes Interesse an der „Arbeit mit und am Menschen" an. Demgegenüber stehen 72 % der männlichen Auszubildenden. Bei dem Item „Hohes Interesse an der Ausbildung und ein gutes Examen machen zu wollen" bewerten 80 % der weiblichen Auszubildenden dies mit „trifft voll zu". Bei den männlichen Auszubildenden sind es 50 %.

Bei der extrinsischen Motivation liegen die männlichen Teilnehmer gleichauf oder über den Werten der weiblichen Auszubildenden. Sie sehen sich, z. B. bei dem Item „eigenes Geld verdienen", durch äußere Anreize stärker motiviert.

4.5.2.2 Zugangsmotivation und Alter

Bei den Altersstufen zeigt sich vor allem in dem Item „Die Ausbildung eröffnet mir ein freieres und selbständigeres Leben" ein Unterschied. Diesen bewerten die über 30-Jährigen und besonders die Auszubildenden des Teilzeitkurses deutlich höher. Die Altersgruppe der 21–23-Jährigen zeigt bei allen erhobenen Items der Zugangsmotivation niedrigere Werte als die restlichen Altersgruppen.

4.5.3 Teilnahme- und Durchhaltemotivation

Dieser Abschnitt beschäftigt sich mit der Teilnahme- und Durchhaltemotivation. Während die Durchhaltemotive von den Auszubildenden ähnlich beschrieben werden, ergeben sich bei der Teilnahmemotivation größere Unterschiede, vor allem zwischen den Geschlechtern und den einzelnen AVEM Mustern.

Hierfür sind die Basismotive und vor allem die Annäherungs- und Vermeidungskomponenten verantwortlich.

Ergebnisse – Motivation in der Ausbildung

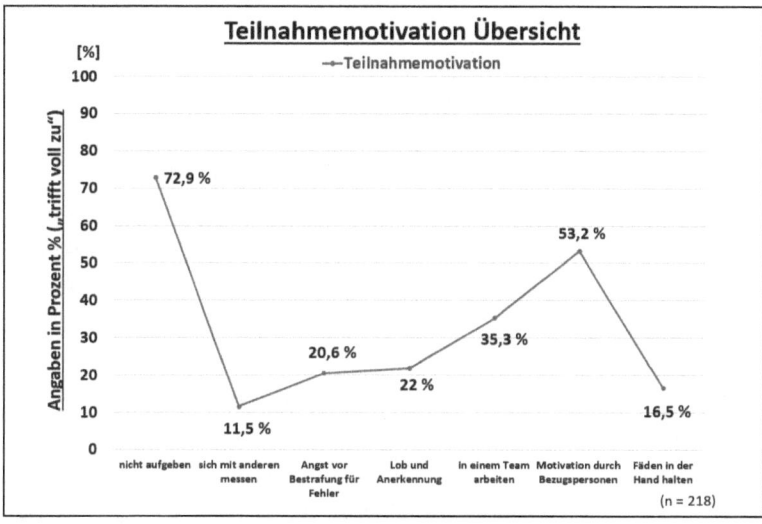

Abbildung 37 – Durchhalte- und Teilnahmemotivation

Die Abbildung 37 zeigt eine Übersicht der verschiedenen Items zur Teilnahme- und Durchhaltemotivation. Zur Verdeutlichung werden die Antworten „trifft voll zu" dargestellt.

4.5.3.1 Teilnahme- und Durchhaltemotivation im Detail

Die insgesamt höchsten Werte werden bei der Durchhaltemotivation erzielt.

Ca. 73 % aller Auszubildenden kreuzen beim Item „Ich gebe nicht eher auf, bis ich meine Ziele erreicht habe" „trifft voll zu" an. Diese Tendenz bestätigt sich ebenfalls bei dem Item „was ich einmal angefangen habe, das führe ich zu Ende".

94 % bzw. 98 % der Auszubildenden, auch ausbildungsübergreifend, stimmen dem zu. Somit sind die Items zur Durchhaltemotivation die am höchsten bewerteten des gesamten Fragebogens.

Ergebnisse

4.5.3.2 Basismotive

Die Basismotive sind in 3 Bereiche unterteilt. Ausgewertet werden die Anreizklassen Leistung, Beziehung und Macht.

Die Leistungsmotive sind differenziert zu betrachten. Während das intrinsische Lern- Leistungsmotiv „Ich lerne gerne" hohen Zuspruch erhält, werden andere Leistungsmotive, z. B. „Ich möchte mich mit anderen messen", weniger hoch bewertet. Die weiblichen Auszubildenden zeigen eine ausgeprägte Tendenz, sich mit herausfordernden Aufgaben zu beschäftigen. Sie haben Spaß an neuen Herausforderungen und spüren einen größeren Lernzuwachs.

Die Auszubildenden in der Altenpflege geben häufiger an, sich in der Ausbildung verbessert zu haben. Sie messen sich eher mit ihren Kollegen, meiden aber häufiger direkte Konkurrenzsituationen. Die Befragten der GuK fordern eher Lob und Anerkennung ein und haben weniger Angst vor Bestrafung, wenn sie einen Fehler gemacht haben.

Einen Überblick über das Antwortverhalten der unterschiedlichen Ausbildungsberufe gibt die Abbildung 38.

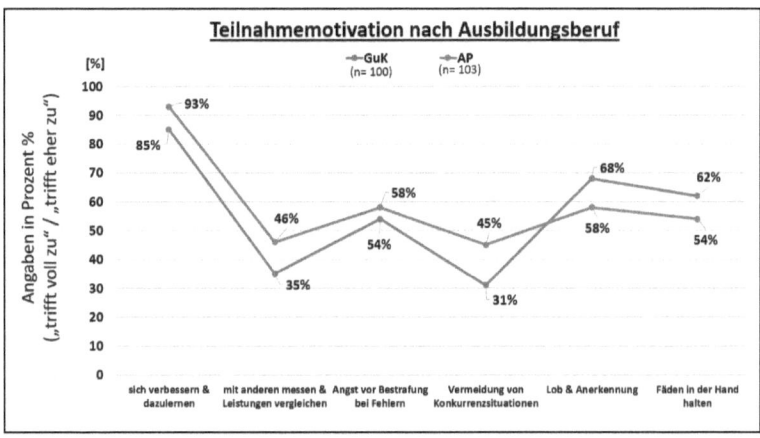

Abbildung 38 – Teilnahmemotivation nach Ausbildungsberuf

Die Beziehungsmotive „in einem Team arbeiten" und „Motivation durch Bezugspersonen" (siehe Abbildung 37) werden häufig genannt. Beide Geschlechter stellen gleichermaßen das Beziehungsmotiv in den Vordergrund.

Bei den männlichen Auszubildenden ist das Item „Ich fühle mich wohl in meiner Klasse […]" mit 92 % stark ausgeprägt. Durch Bezugspersonen fühlen sich weibliche Auszubildende stark motiviert.

Die Machtmotive sind schwächer ausgeprägt und spielen am ehesten für die männlichen Auszubildenden, wie im Item „Ich möchte viel Verantwortung tragen und das Leben anderer maßgeblich beeinflussen" eine Rolle (70 % Zustimmung).

Im Vergleich der drei Anreizklassen sind die Beziehungsmotive insgesamt am stärksten ausgeprägt.

Insgesamt liegen die Antworten bei beiden Geschlechtern auf einem ähnlichen Niveau. Unterschiede der Teilnahmemotivation in Bezug auf die Ausbildungsberufe Altenpflege und Gesundheits- und Krankenpflege, inklusive des Teilzeitkurses, fallen gering aus. Die Motivation ist bei den Auszubildenden der AP insgesamt höher ausgeprägt.

Ergebnisse

4.5.3.3 Annäherungs- und Vermeidungskomponente

Bei den Motiven wurde zwischen einer Annäherungs- und einer Vermeidungskomponente unterschieden.

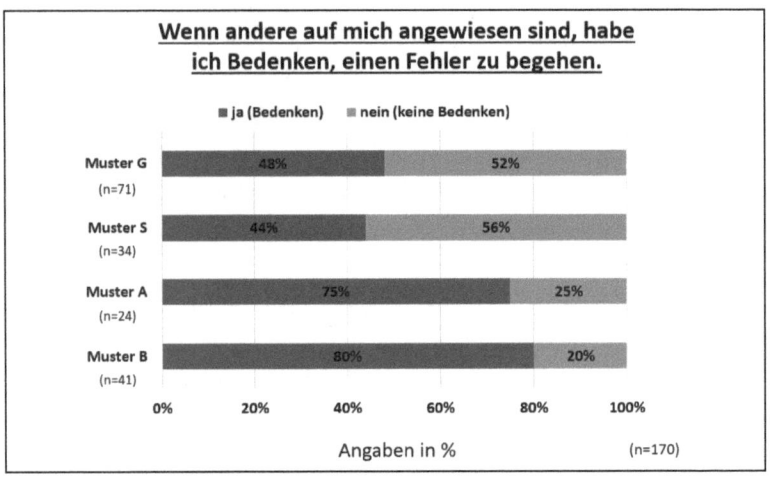

Abbildung 39 – Vermeidungskomponente Beispiel 1

Auffällig sind bei der Befragung die Vermeidungskomponenten innerhalb der Motive. Diese sind, wie am Beispiel in Abbildung 39 dargestellt, vor allem bei den Auszubildenden mit Muster A und Muster B vorzufinden.

Auszubildende mit Risikomusterausprägung haben stärkere Bedenken einen Fehler zu machen, wenn andere Personen auf sie angewiesen sind. Das Vermeiden von Fehlern, um einer Sanktionierung zu entgehen, motiviert sie.

In dem Item „Ich habe Angst für meine Fehler getadelt zu werden" spiegelt sich die Vermeidungskomponente anhand des extrinsischen Motives wider.

Ergebnisse – Motivation in der Ausbildung

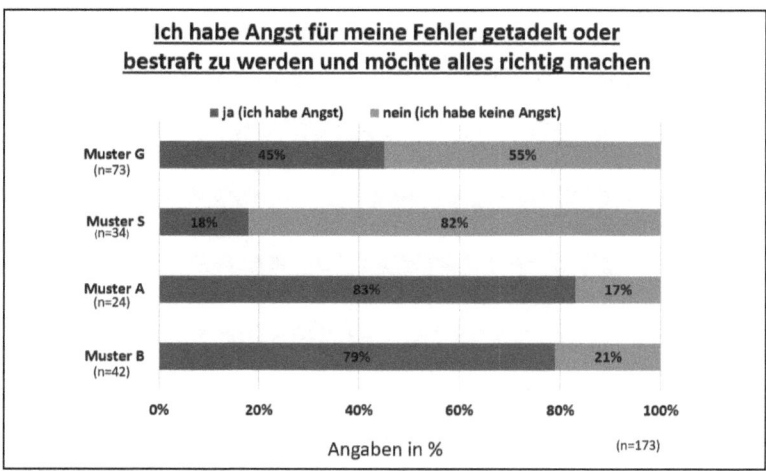

Abbildung 40 – Vermeidungskomponente Beispiel 2

Wie in der Abbildung 40 zu sehen, zeigt sich auch hier, dass die Risikomuster die größeren Ängste vor Sanktionen aufweisen.

Bei den Gesundheitsmustern fällt auf, dass die Teilnehmer mit Muster S Ausprägung deutlich entspannter mit Fehlern umgehen, als die Teilnehmer mit Muster G Ausprägung.

Bei den Annäherungskomponenten innerhalb der Leistungsmotive zeigen sich, vor allem hinsichtlich der Musterverteilungen, Unterschiede. In Abbildung 41 wird dies anhand des Items „Ich mag Situationen, in denen ich zeigen muss was ich kann" dargestellt.

Ergebnisse

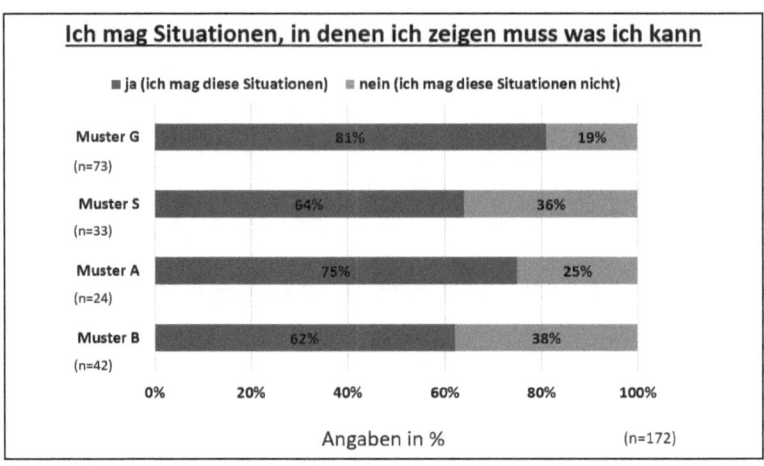

Abbildung 41 – Annäherungskomponente Beispiel

Auszubildende mit Muster G Ausprägung weisen eine höhere Leistungsbereitschaft auf und haben eine hohe „Hoffnung auf Erfolg". Sie nehmen Druck- und Leistungssituationen eher an und mögen die Auseinandersetzung mit Herausforderungen.

Die Auszubildenden mit Muster A sind nahezu auf gleichem Niveau und unterscheiden sich damit deutlich von dem zweiten Gesundheitsmuster, dem Muster S.

Das Schonungsmuster spiegelt sich vor allem in den Leistungsmotiven, aber auch durchgängig in den Annäherungskomponenten der Fragen wider. Herausfordernde Situationen werden häufiger gemieden, als das bei dem Muster G und A der Fall ist. Auszubildende mit Muster S haben insgesamt die niedrigsten Werte bei der Leistungsmotivation.

Auszubildende mit B-Musterausprägung gehen ebenfalls Leistungs- und Drucksituationen aus dem Weg, liegen jedoch in einigen der erhobenen Items über den Werten der Auszubildenden mit Muster S.

Ergebnisse – Motivation in der Ausbildung

4.5.4 Abschlussmotivation

Die Motivation der Auszubildenden steigt im letzten Ausbildungsdrittel in Form der Abschlussmotivation wieder an. Sie liegt jedoch insgesamt unter den Ausgangswerten zu Beginn der Ausbildung. Die Abbildung 42 zeigt beispielhaft die differenzierten Unterschiede hinsichtlich der Abschlussmotivation auf.

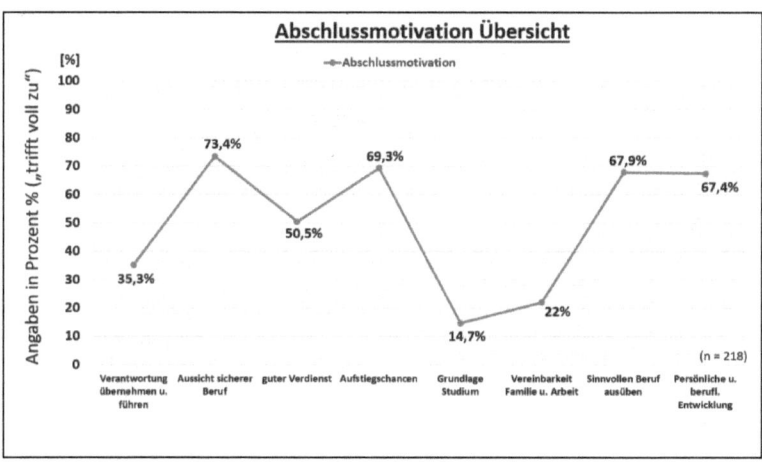

Abbildung 42 – Abschlussmotivation

Die höchste Zustimmung erhält mit 73 % das Item „Aussicht auf einen sicheren Beruf". In diesen Zusammenhang erhoffen sich die Auszubildenden zahlreiche Aufstiegschancen. Auch die persönliche und berufliche Weiterentwicklung motiviert sie stark.

Dabei spielt ein nachfolgendes Studium eine untergeordnete Rolle. Wichtiger ist den Auszubildenden, einen sinnvollen Beruf auszuüben, bei dem die Vereinbarkeit von Familie und Beruf und die Verdienstmöglichkeiten nicht an erster Stelle stehen.

Bei der Abschlussmotivation werden sowohl intrinsische als auch extrinsische Motive hervorgehoben, wenngleich die Fragen zur extrinsischen Motivation stärkeren Zuspruch finden. Innerhalb der Basis-

Ergebnisse

motive ist das Beziehungsmotiv stark vertreten. Machtmotive werden kaum benannt und spielen eine untergeordnete Rolle.

4.5.4.1 Abschlussmotivation nach Geschlecht

Geschlechterspezifische Unterschiede bestehen bei der Abschlussmotivation vorwiegend bei 3 Items.

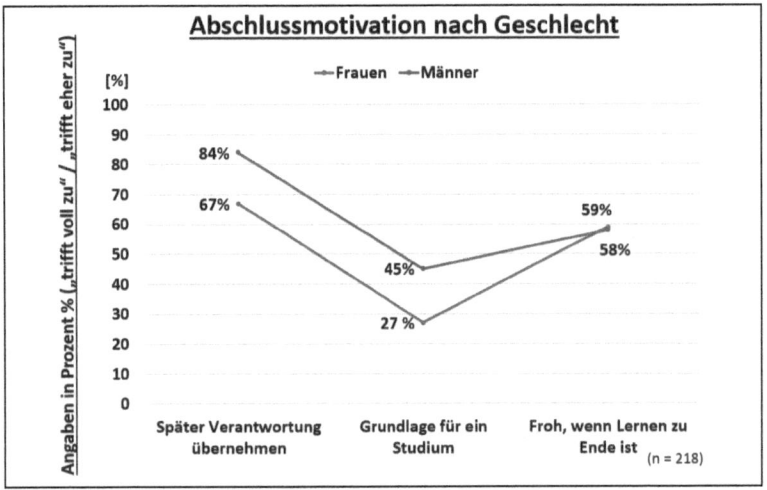

Abbildung 43 – Abschlussmotivation nach Geschlecht

Für die männlichen Teilnehmer der Studie spielt das Item „Ich möchte später Verantwortung übernehmen und in einer Führungsposition arbeiten" eine ausgeprägte Rolle, siehe Abbildung 43. Sie sehen sich durch die Übernahme von Verantwortung motiviert. In dem Item spiegelt sich das Basismotiv Macht am ehesten wider, das bei ihnen stärker ausgeprägt ist als bei den weiblichen Teilnehmern.

Die Aufnahme eines Studiums können sich 45 % der Männer und 27 % der Frauen vorstellen.

Einig sind sich die Auszubildenden in ihrem Antwortverhalten hinsichtlich des Items „[…] froh, wenn die Ausbildung zu Ende ist". Dies geben geschlechterübergreifend ca. 60 % der Auszubildenden an. Sie sehen ihre Stärken tendenziell in der praktischen Arbeit und sind froh, wenn das Lernen ein Ende findet.

4.5.4.2 Abschlussmotivation nach Alter

Die Teilnehmer der Befragung sind sich durch alle Altersgruppen hinweg einig, dass sie mit bestandenem Examen eine gute Aussicht auf einen sicheren Beruf mit zahlreichen Aufstiegschancen haben.

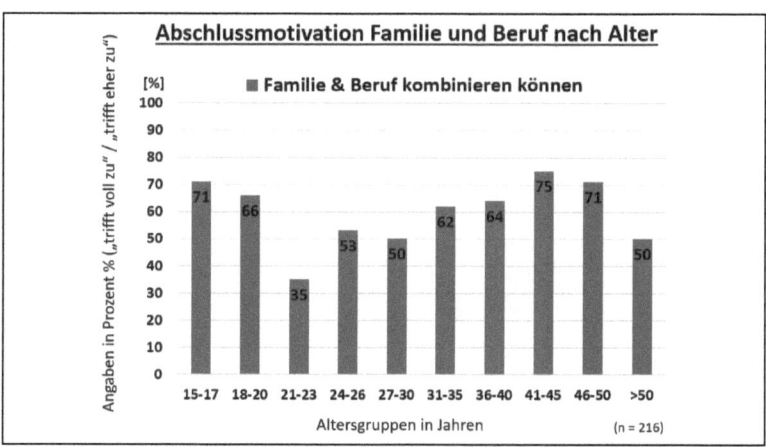

Abbildung 44 – Abschlussmotivation Familie und Beruf

Die Vereinbarkeit von Beruf und Familie ist besonders den jüngeren Auszubildenden zwischen 15 und 20 Jahren und den älteren Auszubildenden zwischen 31 und 50 Jahren wichtig, siehe Abbildung 44.

In der Altersklasse 21–23 spielt die Vereinbarkeit von Familie und Beruf die geringste Rolle. Es ist die Altersgruppe mit den niedrigsten Werten bei der Motivation.

Die persönliche und berufliche Weiterentwicklung wird für die Auszubildenden ab dem 27. Lebensjahr immer wichtiger, hier steigt die Zustimmung deutlich an.

4.5.4.3 Abschlussmotivation nach Ausbildungsberuf

Nennenswerte Unterschiede zwischen den Ausbildungsberufen gibt es bei den Items „spätere Verantwortungsübernahme in Führungsposition" und den „Abschluss als Grundlage für ein Studium". Die Auszubildenden der Altenpflege (80 %) möchten häufiger Verantwortung übernehmen und in eine Führungsposition gelangen als Auszubildende der GuK (63 %). Bei den Auszubildenden der GuK sehen 34 % die Ausbildung als Grundlage für ein Studium. Bei der AP sind es 29 % die sich ein Studium vorstellen können.

5 Diskussion der Ergebnisse

Im Abschnitt Diskussion werden die wesentlichen Ergebnisse der Befragung diskutiert und in einen wissenschaftlichen Kontext gesetzt. Daran anschließend werden methodische Einschränkungen beschrieben.

Gegenstand der Studie sind Anforderungen und Ressourcen in der Pflegeausbildung, die in engem Zusammenhang mit den Rahmenbedingungen der Pflege und verschiedenen Persönlichkeitseigenschaften zu sehen sind. Nach dem SAR von Becker (vgl. Becker 2003, S. 13–15) entstehen gesundheitsriskante Beanspruchungen, wenn den beruflichen Anforderungen nicht genügend Ressourcen gegenüberstehen.

Die Tabelle 8 fasst die ausbildungsbedingten Anforderungen und Ressourcen kurz zusammen. Auf dieser Grundlage findet die Diskussion der Ergebnisse statt. Aus gesundheitlicher Sicht ist von besonderem Interesse, welche Ressourcen zur Bewältigung beruflicher bzw. ausbildungsbezogener Anforderungen zur Verfügung stehen und welche Ressourcen besonders erfolgreich eingesetzt werden. In der Folge wird Bezug auf die Forschungsfragen genommen.

Diskussion der Ergebnisse

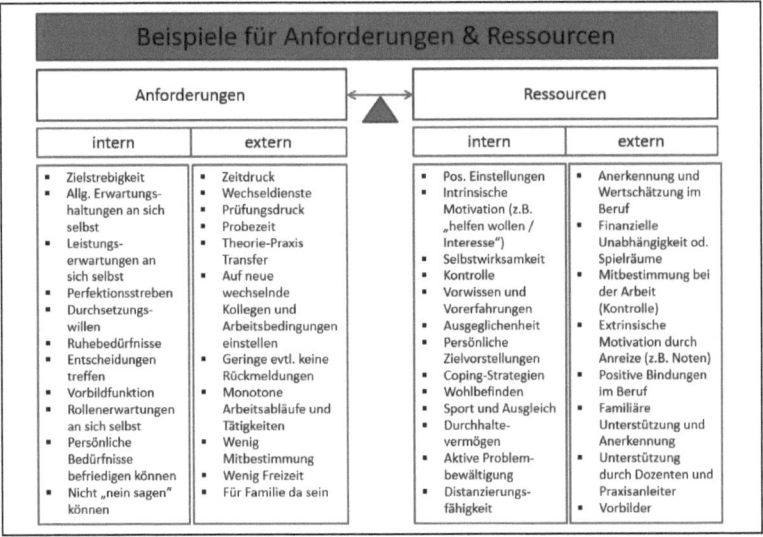

Tabelle 8 – Anforderungen und Ressourcen der Auszubildenden

5.1 AVEM Beanspruchungsmuster in der Ausbildung

Zur besseren Darstellung werden die Muster zunächst einzeln aufgegriffen und dann anhand von soziodemografischen Daten diskutiert.

5.1.1 Musterübersicht

Der Muster G Anteil liegt mit 41% auf einem hohen Niveau und ist das am häufigsten vorkommende Muster. Das Schonungsmuster S kommt auf 19%. Das Risikomuster A liegt bei 17% und das Risikomuster B bei 23%. Den Gesundheitsmustern G und S stehen mit einem Anteil von 60% die Risikomuster A und B mit insgesamt 40% gegenüber.

5.1.2 Das Muster G

Das Muster G ist Ausdruck von Gesundheit und gibt Hinweise auf ein gesundheitsförderliches Verhältnis gegenüber beruflichen Anforderungen. (vgl. Schaarschmidt und Fischer 2008, S. 11) Hohes Engagement, eine ausgeprägte Widerstandskraft gegenüber Belastungen und eine optimistische Einstellung sind kennzeichnend für dieses Muster. Parallel zum Konzept des Kohärenzsinns, spielt auch bei den Auszubildenden das subjektive Empfinden, Probleme offensiv anzugehen und diese lösen zu können, eine wichtige Rolle bei der Gesunderhaltung. Damit wird bei diesem Muster die aktive Rolle der Person in seinem Verhältnis zu beruflichen Anforderungen unterstrichen. Auszubildende dieses Musters weisen die besten Voraussetzungen für einen erfolgreichen Ausbildungsverlauf auf.

5.1.3 Das Muster S

Das S-Muster zeichnet sich durch eine Schon- bzw. Schutzhaltung gegenüber beruflichen Anforderungen aus. Es ist vor allem zum Ausbildungsbeginn gering vertreten. Zu diskutieren ist, warum es im Ausbildungsverlauf vergleichsweise stark zunimmt und bei den examinierten Pflegekräften das dominierende Muster schlechthin ist.

Schon- oder Schutzhaltungen kommen bei beruflicher Überforderung als Selbstschutz gehäuft vor. Die Kombination aus geringerem Engagement, ausgeprägter Distanzierungs- bzw. Erholungsfähigkeit, geringem Erfolgserleben im Beruf bei erhaltenem positiven Lebensgefühl, spricht u. a. für Verhaltensweisen, die bei einer inneren Kündigung anzutreffen sind. Der Beruf wird als wenig bedeutsam erlebt. Bestätigung bekommen diese Personen nicht im beruflichen, sondern eher im privaten Umfeld bzw. im Freundeskreis. (vgl. Kulbe 2001, S. 190) Die Einsatzbereitschaft verlagert sich demzufolge vom beruflichen in den privaten Bereich, der einen größeren Stellenwert bekommt.

Ein insgesamt höheres Engagement als dies bei den typischen S-Musterverläufen der Fall ist, kann auch mit einem Verhalten in Verbindung gebracht werden, das durch Achtsamkeit gegenüber den eigenen Leistungsgrenzen charakterisiert werden kann und sich mit zunehmender Berufserfahrung einstellt. (vgl. Peters 2013, S. 66) Dies spricht für eine verhaltensbedingte Anpassung, mit den beruflichen Anforderungen umzugehen.

Die Verhaltensweisen können jedoch auch Ausdruck von Unterforderung sein. Wenn zu viele Ressourcen zu wenigen Anforderungen gegenüberstehen, kann es zu einer Unterforderung kommen, in dessen Verlauf die Auszubildenden abschalten. Becker spricht in diesem Zusammenhang von einem Mangel an Bedürfnisbefriedigung. Explorations- oder Selbstaktualisierungsmotive die nicht ausgelebt werden können, wirken auf Dauer demotivierend. (vgl. Blümel 2011, S. 562) In diesen Fällen suchen Auszubildende verstärkt nach Herausforderungen im privaten Bereich.

Motivation und Engagement ist bei den Auszubildenden zur Erreichung von Ausbildungszielen erforderlich. Bei anhaltend niedrigen Motivationswerten können diese Ziele ggfs. nicht erreicht werden. Das S-Muster ist daher weniger aus gesundheitlicher Sicht problematisch, sondern eher aus motivationaler Sicht zu thematisieren. (vgl. Schaarschmidt und Fischer 2008, S. 12) Die Risikomuster A und B lassen bereits ein beginnendes Überforderungserleben mit negativen Begleiterscheinungen innerhalb der Ausbildung erkennen.

5.1.4 Das Muster A

Auszubildende im Pflegeberuf mit Muster A Ausprägung zeigen, gerade zum Ausbildungsbeginn, ein überhöhtes Engagement und eine höhere Verausgabungsbereitschaft. Die Bedeutsamkeit der Arbeit und das Perfektionsstreben sind ausgeprägt.

Insgesamt weisen die Auszubildenden Eigenschaften einer Typ-A Persönlichkeit bzw. Parallelen einer Helferpersönlichkeit auf. (vgl. Kulbe 2001, S. 191; vgl. Nerdinger et al. 2014, Pos. 20512)

Besonders auffällig sind die hohen Muster A Anteile im ersten und vor allem im zweiten Ausbildungsabschnitt sowie der Rückgang dieses Musters im dritten Ausbildungsjahr. Zu Diskutieren ist der Einfluss einer Übererregung in Form von Dauerstress, der die Auszubildenden antreibt. Die Konstellation der Dimensionen „Verausgabungsbereitschaft", „Distanzierungsfähigkeit" und „Innere Ruhe und Ausgeglichenheit" lässt eine gewisse Rastlosigkeit erkennen. Hier können wenige bzw. zu kurze Erholungsphasen oder ein genereller Mangel an Regeneration das Risiko des Übergangs zu Muster B erhöhen. (vgl. Fischer 2006, S. 42–43)

Die Auszubildenden mit Muster A Ausprägung sind wegen ihrer Leistungsbereitschaft und ihrem persönlichen Engagement bei den Kollegen und Mitschülern beliebt. Sie sind bereit mehr in die Arbeit und in die Ausbildung zu investieren. Es ist zu hinterfragen, ob das Überengagement nicht begrenzt werden muss, um die Auszubildenden zu schützen. Findet die Einsatzbereitschaft keine adäquate Anerkennung, z. B. durch Lob oder gute Noten, kann es zu einem Ungleichgewicht zwischen gefühltem Geben und Nehmen kommen. Siegrist spricht in diesen Fällen von Gratifikationskrisen, die mit zum Teil starken negativen Emotionen und einem Ungerechtigkeitsgefühl einhergehen können. (vgl. Siegrist 1996, S. 71) Hinweise auf eine Gratifikationskrise gibt es in den beiden Risikomusterkonstellationen.

Im Verlauf des dritten Ausbildungsjahres sinkt das Muster A auf einen deutlich niedrigen Wert ab. Die Abnahme des A-Musters kann mit der Zunahme des S-Muster in Verbindung gebracht werden, da ansonsten die Musterkonstellationen nahezu unverändert bleiben.

Es ist zu erwägen, dass Auszubildende mit Muster A Ausprägung das erhöhte Engagement ablegen und die Bedeutsamkeit der Arbeit sinkt. Die Werte für die Distanzierungsfähigkeit gegenüber beruflichen Anforderungen steigen Muster S typisch stark an. Somit schützen sich die Auszubildenden vor eventuellen Überforderungen, die die Ausbildung mit sich bringt. Der Ausbildungsreport 2015 zeigt auf, dass 37 % der Auszubildenden fehlende Pausen als Belastung ansehen. (vgl. Dielmann et al. 2016, S. 45) Das Distanzierungsverhalten kann demnach Ausdruck eines erhöhten Erholungsbedürfnisses (Physiologisches Bedürfnis) sein, dem die Auszubildenden in Form der erhöhten Distanzierungsbereitschaft nachkommen. (vgl. Blümel 2011, S. 562–563)

Dies geht jedoch auf Kosten eines niedrigeren beruflichen Engagements und eines geringeren Erfolgserlebens. Die Auszubildenden mit S-Muster Ausprägung laufen daher Gefahr, die Ausbildungsziele aufgrund einer deutlich geringer ausgeprägten Motivation nicht zu erreichen.

5.1.5 Das Muster B

Das Risikomuster B bleibt im Ausbildungsverlauf nahezu konstant. Es ist bei den Auszubildenden durch eine hohe Resignationstendenz mit negativen Gefühlen und geringer Widerstandsfähigkeit gegenüber Belastungen gekennzeichnet. Der Arbeit wird vergleichsweise wenig Bedeutung zugemessen. Auch im Bereich der Motivation bestehen deutliche Einschränkungen und das Erleben von beruflichen Erfolgen ist gering ausgeprägt. Insgesamt lassen sich Parallelen zu der von Maslach (Maslach und Leiter 2001) beschriebenen Burnout-Symptomatik vorfinden. Hierfür sprechen vor allem die negativen Emotionen und das stark reduzierte Engagement.

Als Gründe für die stabilen Werte über die gesamte Ausbildungszeit hinweg werden ungünstige Voraussetzungen für Veränderungen diskutiert. Hohen Anforderungen stehen geringe Fähigkeiten gegenüber, die eine Befriedigung der eigenen Bedürfnisse erschweren. Kommt es in diesem Zusammenhang zu vermehrten Misserfolgserlebnissen, z. B. durch eine negative Beurteilung, verschwindet der positive Effekt der eigenen Selbstwirksamkeit, in deren Folge sich eine Burnoutsymptomatik entwickeln kann. (vgl. Schmidt 2015, S. 36–37)

Das passive-resignierende Verhalten der Auszubildenden erschwert die Entwicklung von persönlichen Ressourcen maßgeblich. Auszubildende mit Muster B Ausprägung zeigen ein erhöhtes allgemeines Erschöpfungserleben, verbunden mit Gefühlen der Hoffnungslosigkeit und Niedergeschlagenheit. (vgl. Oetting 2012, S. 20)

All dies sind Beanspruchungsfolgen, die auf ein deutliches Überforderungserleben hinweisen und einem positiven Ausbildungsverlauf entgegenstehen können. Es darf nicht außer Acht gelassen werden, dass die Muster B Symptomatik episodisch, d. h. bei gravierenden Lebensereignissen, auftreten kann. (vgl. Schaarschmidt 2005, S. 27)

Solche Ereignisse können auch durch den Eintritt in die Ausbildung ausgelöst werden, wenn soziale Beziehungen, z. B. aufgrund von Zeitmangel, wegbrechen.

Es erscheint sinnvoll, beim Erkennen einer solchen Problematik auf das Angebot von externen Hilfen, wie der Sozialen Arbeit oder psychologischen Diensten, zurückzugreifen. Der Aufbau von Ressourcen und der Abbau von Anforderungen haben im Ausbildungskontext Vorrang, solange dies möglich ist.

5.1.6 Geschlechterspezifische Unterschiede

Die Ergebnisse deuten an, dass es geschlechterspezifische Unterschiede bei den Haltungen und Einstellungen in Bezug auf Anforderungen der Ausbildung gibt, die gesundheitliche Relevanz haben. Bei den männlichen Teilnehmern sind die Gesundheitsmuster mit 71 % auf sehr hohem Niveau. Der Anteil der Risikomuster liegt bei 29 %. Dem gegenüber stehen bei den weiblichen Teilnehmern ca. 57 % bei den Gesundheitsmustern. Fischer fand in seiner Studie keine Hinweise für Geschlechterunterschiede. (vgl. Fischer 2006, S. 69) In einer Untersuchung von fachweitergebildeten psychiatrischen Pflegekräften finden sich höhere Werte bei den Gesundheitsmustern der männlichen Teilnehmer. Grund hierfür waren die hohen Schonungs- bzw. Schutzmuster. (vgl. Grothe 2015, S. 85) Das Schutzmuster spielt bei den männlichen Auszubildenden in dieser Studie hingegen eine untergeordnete Rolle (13 %). Die männlichen Teilnehmer weisen ein ausgeglichenes Verhältnis von Anforderungen und Ressourcen im Sinne des SAR auf. Hierfür scheint, im Rahmen des Arbeitsengagements, vor allem die Distanzierungsfähigkeit verantwortlich zu sein.

5.1.7 AVEM Muster der Auszubildenden mit Kindern

Die Auszubildenden mit Kindern weisen einen höheren Anteil von Gesundheitsmustern auf als Auszubildende ohne Kinder. Dies scheint zunächst verwunderlich, da die Doppelbelastung von arbeiten gehen und Kinderbetreuung für eine höhere Beanspruchung zu stehen scheint. Dieser Doppelbelastung begegnen die Auszubildenden mit Kind mit einem deutlich höheren Muster S Anteil. Das Erleben sozialer Unterstützung, eine höhere Distanzierungsfähigkeit und eine niedrigere Bedeutsamkeit der Arbeit spielen in dieser Konstellation eine zentrale Rolle bei der Gesunderhaltung. Zu diskutieren ist der effektive Einsatz von Ressourcen. Hierfür sprechen die steigenden Muster G Werte, die bei 1 Kind (28 %) die niedrigsten sind und mit steigender Kinderzahl zunehmen (4 Kinder 50 %).

Bedenklich sind die stark ausgeprägten Muster B Werte, die für eine deutliche Überforderung und Ressourcendefizite, vor allem im Bereich der sozialen Unterstützung, sprechen. Betroffen sind rund 3 von 10 Elternteilen.

5.1.8 Einfluss der schulischen Vorbildung auf die AVEM Muster

Hinsichtlich der Zugangsvoraussetzung wurde die Vorbildung in Form der Schulabschlüsse verglichen. Hier lassen sich deutliche Unterschiede feststellen. Grundsätzlich ist erkennbar, dass mit höherer Schulbildung das Gesundheitsmuster G deutlich häufiger anzutreffen ist. Ein hoher Bildungsabschluss scheint somit eine Ressource und optimale Zugangsvoraussetzung für die Aufnahme einer Pflegeausbildung zu sein. Abiturienten weisen mit 55 % den höchsten, Hauptschüler mit 22 % den niedrigsten G-Muster Anteil auf. In der Zusammenfassung von Gesundheitsmustern und Risikomustern liegen die Werte bei den Auszubildenden mit Realschulabschluss und (Fach-)Abitur auf ähnlichem Niveau. Grund hierfür sind die höheren Schonungs- bzw. Schutztendenzen der Realschüler, die bei den Abiturienten im Vergleich kaum ausgeprägt sind. Auszubildende mit einem Hauptschulabschluss weisen hingegen die höchsten Risikomuster und Schonungs- bzw. Schutzmuster auf. Dies ist dort bei jedem dritten Auszubildenden anzutreffen. Zu diskutieren ist daher, welche Mindestvoraussetzungen gelten sollen, um gesund und erfolgreich durch die Ausbildung zu kommen, ohne einer ständigen Überforderung ausgesetzt zu sein.

5.1.9 Vergleich mit examinierten Pflegekräften

Im Vergleich mit anderen Berufen, Ausbildungen und den examinierten Pflegekräften im Pflegebereich, finden sich bei den Auszubildenden hohe Muster G Anteile. Die Zunahme der S-Muster Ausprägung zum Ausbildungsende lässt Parallelen zu den examinierten Pflegekräften erkennen, bei denen der Schutz vor Überforderung und die Thematik „innerliche Kündigung" in Zusammenhang mit dem Muster S eine Rolle spielt. (vgl. Fischer 2006, S. 98)

5.2 Individuelle Ressourcen der Auszubildenden

Im Folgenden werden die einzelnen Dimensionen innerhalb der Merkmalsbereiche Arbeitsengagement, persönliche Widerstandsfähigkeit und Emotionen / Lebensgefühl genauer betrachtet und besonders relevante individuelle Ressourcen und Anforderungen aufgegriffen.

5.2.1 Arbeitsengagement

Im Bereich des Arbeitsengagements sind bei den Auszubildenden zwei Dimensionen von besonderer Bedeutung. Zum einen die Distanzierungsfähigkeit und zum anderen die Verausgabungsbereitschaft.

Die Fähigkeit, sich von beruflichen Anforderungen distanzieren zu können, ohne dabei das Engagement und die Motivation zu verlieren, spielt eine wesentliche Rolle bei der Gesunderhaltung. Dieses Gleichgewicht zwischen Engagement und Distanz herzustellen gelingt den Auszubildenden mit Muster G am besten und den Auszubildenden mit Risikomustern am schlechtesten. Die Fähigkeit, sich von belastenden Arbeitsanforderungen zu regenerieren, beschreibt die Erholungsfähigkeit. Bei den Auszubildenden mit Muster A und B Ausprägung ist diese reduziert, während sie bei den Teilnehmern mit Muster S überproportional vorhanden ist. Durch Wechseldienste, Prüfungsstress oder Problemen sich nach der Arbeit ausreichend zu distanzieren, werden Anforderungen an die Erholungsfähigkeit der Auszubildenden gestellt. (vgl. Dielmann et al. 2016, S. 48; vgl. Barion 2017, S. 5–7)

Das „sich schonen können", in Zusammenhang mit einem positiven Lebensgefühl, das typisch für das Muster S ist, hilft den Auszubildenden, sich dauerhaft gesund zu erhalten und ist als Schutz vor Überforderung zu sehen. (vgl. Schaarschmidt und Fischer 2008, S. 9)

Bei der Verausgabungsbereitschaft wirken mittlere Werte protektiv. Exzessive Werte bei der Verausgabungsbereitschaft in Kombination mit hohem Perfektionsstreben sprechen für eine Überverausgabung und wirken sich negativ auf die Gesundheit aus. Dies ist insbesondere dann der Fall, wenn geringe Ressourcen im Bereich der Bewältigung von Belastungen anzutreffen sind. Eine überproportionale Verausgabungsbereitschaft ohne entsprechende Gratifikation in Form einer Belohnung oder Anerkennung wirkt sich langfristig negativ auf die Gesundheit aus. Thematisiert werden in diesem Zusammenhang die von Siegrist beschriebenen Gratifikationskrisen. (Siegrist 2005)

5.2.2 Widerstandsfähigkeit und Bewältigung von Belastungen

In diesem Merkmalbereich ist der „offensive Umgang mit Problemen" ein entscheidendes Kriterium für die Gesundheit der Auszubildenden. Während die Werte bei den Gesundheitsmustern in diesem Bereich auffällig hoch sind, liegen sie bei den Risikomustern auf sehr niedrigem Niveau. Der Umgang mit Problemen und Schwierigkeiten ist typisch für die Arbeit mit und am Menschen. Das direkte Ansprechen und Klären von Problemen in Zusammenhang mit einer offenen und problemlösungsorientierten Kommunikation dient, vor allem den Auszubildenden mit Muster G, als Ressource. In Zusammenhang mit dem Erleben von beruflichen Erfolgen, spricht dies für eine hohe Selbstwirksamkeit (vgl. Schaarschmidt und Fischer 2008, S. 10). Die Risikomuster lassen bei der offensiven Problembewältigung Entwicklungspotenziale erkennen.

In diesem Zusammenhang kommt auch der persönlichen Resignationstendenz beim Umgang mit Misserfolgen Bedeutung zu. Resignierende Verhaltensweisen tragen nachvollziehbar zur Passivität bei und lassen wenig Spielraum für Veränderungen zu. Eine hohe Resignationstendenz lässt zudem auf eine unzureichende Bewältigung beruflicher Anforderungen schließen. Optimistische Einstellungen und Haltungen im Sinne des Kohärenzsinnes wirken hingegen protektiv. (vgl. Schaarschmidt und Fischer 2008, S. 9–10)

Diese positiven Komponenten spiegeln sich gerade in den niedrigen Werten bei den Auszubildenden mit einem Gesundheitsmuster wider.

5.2.3 Emotionen / positives Lebensgefühl

In diesem Merkmalsbereich werden das Lebensgefühl und die soziale Unterstützung in Form von externen Ressourcen aufgegriffen. Das „Erleben sozialer Unterstützung" ist bei den Auszubildenden, die das G-Muster aufweisen, geschlechterübergreifend stark ausgeprägt. Vor allem bei den befragten Teilnehmern mit Kindern spricht die „soziale Unterstützung" für gesundheitsförderliche Bedingungen, da in ihr auch der mehr oder weniger stabile (familiäre) Hintergrund dargestellt wird. (vgl. Schaarschmidt und Fischer 2008, S. 10)

Der Bereich „Lebenszufriedenheit" ist bei allen Auszubildenden wenig ausgeprägt. Die Zufriedenheit oder das Gefühl glücklich zu sein kommt bei allen Mustern auf mittlere Werte. Einzig bei den Auszubildenden mit B-Muster Ausprägung liegen die Werte deutlich unter dem Durchschnitt.

Das Erleben von Erfolg beschreiben vor allem Teilnehmer mit G-Muster und Muster A. Bei den Auszubildenden mit Muster B spiegelt sich in den Werten ein niedriges Erfolgserleben wider, das sich im Zusammenspiel mit einer hohen Resignationstendenz noch verstärkt.

5.3 Motivation der Auszubildenden

Von den Ergebnissen des AVEM lassen sich auch direkt Rückschlüsse auf die Motivation ziehen, da verschiedene Dimensionen des AVEM mit der Leistungsmotivation, insbesondere der intrinsischen Motivation, in Zusammenhang stehen. (vgl. Reichel et al. 2010, S. 10) Zudem soll diskutiert werden, was Auszubildende im Ausbildungsverlauf motiviert.

5.3.1 Motivation und AVEM Muster

Die Motivation prägt sich mustertypisch aus. Die Ergebnisse des Motivationsfragebogens weisen starke Parallelen zu den Erhebungen des Arbeitsengagements des AVEM auf. Auf die höchsten Werte bei der Motivation kommen Auszubildende mit Muster G, gefolgt von den Auszubildenden mit Muster A. Grund hierfür ist die erhöhte Einsatzbereitschaft in Kombination mit einer hohen Verausgabungsbereitschaft und einem hohen Perfektionsstreben der Muster A Gruppe.

Auszubildende mit Muster S und Muster B Ausprägung weisen deutlich unterdurchschnittliche Motivationswerte auf. Beim Muster B kommen zudem erhöhte Werte bei der Resignationstendenz hinzu. All dies spiegelt sich in den niedrigen Werten bei den Fragen zur Motivation wider.

5.3.2 Motivation im Geschlechtervergleich
Bei den weiblichen Auszubildenden wird die durchschnittliche Motivation höher bewertet als bei den männlichen Auszubildenden. Letztere haben bei den AVEM Mustern einen deutlich höheren Muster G Anteil, während bei den Frauen häufiger das Muster A, das mit einer erhöhten Verausgabungsbereitschaft einhergeht, anzutreffen ist. Dies lässt Rückschlüsse darauf zu, dass sich ein Zuviel an Motivation in Form von Überengagement negativ auf die Gesundheit auswirkt und eine Überforderung darstellt.

5.3.3 Motivation im Ausbildungsverlauf
Die Motivation, die ständigen Schwankungen unterliegt, prägt sich in den 3 Jahren unterschiedlich stark aus. Zum Start der Ausbildung wird die Motivation am höchsten bewertet, sie fällt dann kontinuierlich ab und steigt im dritten Ausbildungsjahr wieder an, ohne den Ausgangswert zu erreichen. Dieses Phänomen wird in der Literatur als „Badewannenphänomen" beschrieben und ist häufig bei mehrjährigen Ausbildungsgängen anzutreffen. Dieser häufig als gegeben hingenommene Verlauf ist zu hinterfragen. Einige Studien kommen zu den Ergebnissen, dass die Anfangsmotivation zu selten aufgegriffen wird und monotone oder langweilige Beschäftigungen ohne Herausforderungscharakter den Ausbildungsalltag prägen. Auch ein Mangel an Bestätigung und Anerkennung werden als Gründe für eine sinkende Motivation genannt. (vgl. Ruschel 1999, S. 323) Die Zunahme der

Motivation im dritten Ausbildungsabschnitt ist der Abschlussmotivation zuzuschreiben, die erneut Energie freisetzt.

Bei den Zugangsmotiven spielen zunehmend extrinsische Motive wie „Geld verdienen" und das „persönliche Umfeld" eine größere Rolle als die rein intrinsischen Motive, wie beispielsweise „gebraucht zu werden" oder „mit Menschen arbeiten wollen". Vor allem im Geschlechtervergleich lassen sich Unterschiede erkennen. Männliche Auszubildende bewerten extrinsische Motive, insbesondere den Anreiz „Geld verdienen" höher als weibliche Auszubildende. Auch Veit beschreibt eine Zunahme extrinsischer Motivation in ihrer Untersuchung von 267 Auszubildenden in der Krankenpflege. (vgl. Veit 1996, S. 61)

Ein Grund für diese Entwicklung könnte der zunehmende Dienstleistungsgedanke sein. (vgl. Tergeist 2015, S. 12) Ein weiterer Aspekt für die Zunahme der Bedeutung extrinsischer Motivation wird dem Korrumpierungseffekt zugesprochen. Durch die Belohnung und Anerkennung von Leistungen wird die intrinsische Motivation durch extrinsische Anreize verdrängt. Der Effekt solcher Anreize bleibt fragwürdig, da er schnell verpufft und keine nachhaltige Wirkung zeigt. (vgl. Ruschel 1999, S. 322)

Die Durchhaltemotivation wird, innerhalb der Fragen zur Motivation, durchgängig von allen Auszubildenden am höchsten bewertet. Der Durchhaltewillen bzw. die Durchhaltemotivation ist zudem bei Auszubildenden, die einen Ausbildungsabschnitt wiederholen, nochmals stärker ausgeprägt. Eine hohe Durchhaltemotivation kann durch die Ausbildung tragen und bleibt langfristig bestehen. Sie ist eine wichtige Ressource, um Ausbildungsabschnitte mit geringerer Motivation zu überwinden. (vgl. Ruschel 1999, S. 322) Es bleibt offen, wie die Durchhaltemotivation aufgegriffen und für die Ausbildung genutzt werden kann.

Im Bereich der Abschlussmotivation sind den Auszubildenden die „persönliche Weiterentwicklung" und die „Aussicht auf einen sicheren und sinnvollen Beruf" wichtig. Wenngleich nicht alle Auszubildenden ein vertiefendes Studium planen, möchten viele im Verlauf Verantwortung tragen und beruflich aufsteigen. Abschlussmotive setzen zum Ausbildungsende Energiereserven frei. Auszubildende mit hoher Abschlussmotivation verfolgen oft langfristige Ziele und setzen sich bis zur Zielerreichung für sie ein.

In Verbindung mit der Durchhaltemotivation können Ziele so auch gegen Widerstände erreicht werden. Es ist zu klären, wie und wann die Abschlussmotivation aufgegriffen werden kann und wie sie konkret mit der Durchhaltemotivation in Verbindung steht. (vgl. Ruschel 1999, S. 322)

5.3.4 Motivationale Anreize (Basismotive)

Bei den Basismotiven wurde zwischen Leistung-, Macht- und Anschlussmotiven unterschieden. Hier finden sich mustertypische AVEM-Veränderungen vor. Die höchsten Leistungsmotive weisen die Auszubildenden mit Muster G und A auf. Niedrigere Leistungsmotivationswerte zeigen sich, wie erwartet, bei Auszubildende mit Muster S und B. Die Beziehungsmotive sind bei Muster G und Muster A im Vergleich zu den Musterausprägungen S und B ausgeprägter. Auszubildende mit Muster S zeigen eine höhere Distanzierungsbereitschaft. Gleiches gilt für Auszubildende mit Muster B. Mustertypische Zuordnungen fallen bei den Machtmotiven kaum ins Gewicht. Sie lassen sich eher bei den männlichen Auszubildenden vorfinden, ohne starke Ausprägungen aufzuzeigen.

Bei den Annäherungs- und Vermeidungskomponenten sind, insbesondere bei den Risikomustern, höhere Werte für die Vermeidungskomponente „Furcht vor Misserfolg" zu finden. Misserfolgsorientierte Auszubildende wählen häufig unrealistisch schwere oder einfache Aufgabenstellungen, während erfolgsorientierte Auszubildende bevorzugt mittelschwere Aufgaben auswählen und sich hinsichtlich der Erfolgsaussichten besser einschätzen können. (vgl. Brandstätter et al. 2018, S. 40)

Die Antworten der Auszubildenden mit Risikomustern, gerade auf die Leistungsmotivation bezogen, lassen darauf schließen, dass die Zuversicht auf Erfolg geringer ausgeprägt ist. Diese Tendenzen gehen mit verringerten Leistungsaktivitäten und einer schnelleren Bereitschaft zum Aufgeben bei Misserfolgen einher und stehen der Durchhaltemotivation entgegen. (vgl. Frackmann et al. 1994, S. 73; vgl. Brandstätter et al. 2018, S. 40)

Es ist die Frage, wie die Annäherungs- und Vermeidungskomponenten aufgegriffen werden können, um die Selbsteinschätzung der Auszubildenden zu verbessern und eine höhere Selbstwirksamkeit zu erlangen.

5.4 Schlussfolgerungen

Aus den Ergebnissen und der Diskussion lassen sich Schlussfolgerungen für mögliche Veränderungen ableiten. Die Abbildung 45 greift einige Aspekte auf.

Haltungen, Einstellungen und erlebte Kompetenzen haben einen Einfluss auf die Gesundheit der Auszubildenden. Es gibt Verhaltens- und Erlebensweisen, die gesundheitsförderlich sind und zur Gesund-

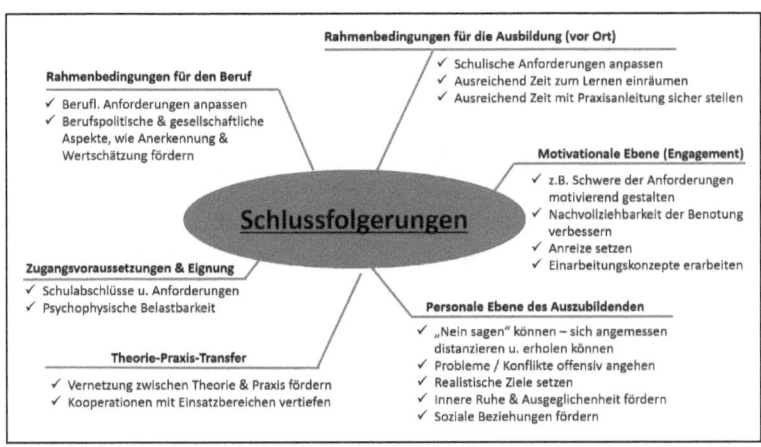

Abbildung 45 – Schlussfolgerungen

befindenden beruflichen Anforderungen vorbereiten und u. a. den Theorie-Praxis-Transfer stärken. (vgl. DBfK 2019, S. 1–12)

Die Rahmenbedingungen für die Ausbildung müssen auch vor Ort verbessert werden. Dies bedeutet primär, Theorie und Praxis gemeinsam zu betrachten und theoretische und praktische Anforderungen besser aufeinander abzustimmen. Um vorhandene Ressourcen konsequent nutzen zu können, wird die Kooperation aller an der Ausbildung beteiligten Personen verstärkt werden müssen. Dies gilt ausbildungsintern und zunehmend auch ausbildungsextern.

5.5 Limitationen

Das hier eingesetzte Forschungsdesign verfolgt einen personenbezogenen Ansatz, der die subjektive Wahrnehmung der Auszubildenden im Blick hat. Ein solches Vorgehen ist mit Limitationen verbunden.

Die Reduktion der Untersuchung auf bestimmte Befragungsdaten und auf nur einen Erhebungstermin führt zu einer Einschränkung der Validität der Ergebnisse. Es können Phänomene beschrieben, aber aufgrund von innerhalb oder außerhalb der Ausbildung liegenden Störfaktoren nicht abschließend erklärt werden.

Störfaktoren bzw. Einflussgrößen, die Hinweise auf die Belastung und Beanspruchung im Ausbildungsbereich geben, wie konkrete Überstunden, Krankheitstage, körperliche oder psychische Beschwerden, aktuelle Gruppenprozesse, familiäre Probleme oder Schwierigkeiten im praktischen Einsatzort, können in diesem Setting nicht erfasst und berücksichtigt werden.

Ein einmaliger Erhebungstermin bildet den momentanen Istzustand ab und erschwert Aussagen über zukünftiges Verhalten und Erleben einer Person. Die erhobenen Persönlichkeitsmerkmale und die habituelle Motivation, sollen mittel- bis langfristig stabil bleiben und eine gewisse Konstanz aufweisen. Trotzdem können Veränderungen nicht ausgeschlossen werden, wenn sich die Rahmenbedin-

Diskussion der Ergebnisse

gungen, die Motivation oder die Haltung, z. B. durch Lernprozesse oder einen Bereichswechsel, verändern.

Es stellt sich zudem die Frage, inwieweit die Ergebnisse aus dieser Befragung verallgemeinert werden können.

Die Stichprobe besteht aus Teilnehmern der Alten- und der Gesundheits- und Krankenpflege innerhalb einer begrenzten Region. Die Region bzw. das soziale Umfeld, in der die Auszubildenden aufgewachsen sind, können Haltungen und Einstellungen beeinflussen. So gibt es Hinweise darauf, dass regionale Unterschiede anzutreffen sind, wie Abbildung 25 auf Seite 73 zeigt. Ein Übertragen der Ergebnisse auf die Gesundheits- und Kinderkrankenpflege ist ebenfalls nur mit Einschränkungen möglich, da sich die Ausbildung inhaltlich zum Ausbildungsende stark unterscheidet.

Aus den genannten Gründen müssen Schlussfolgerungen mit Vorsicht gezogen und mit Ergebnissen aus anderen Studien verglichen werden. Trotz der beschriebenen Punkte ist aber davon auszugehen, dass es sich um eine realistische Beschreibung der Situation der Auszubildenden in Pflegeberufen handelt. Mit der Altenpflege und der Gesundheits- und Krankenpflege wurden die beiden größten Ausbildungsbereiche in die Befragung mit einbezogen und alle Altersgruppen abgebildet.

6 Fazit und Ausblick

Die Pflegeausbildung stellt hohe Anforderungen an die Auszubildenden, vor allem im psychischen Bereich. Die Auszubildenden brauchen ein hohes Maß an psychischer Gesundheit und Belastungsfähigkeit, um dem gerecht zu werden. 6 von 10 Auszubildenden weisen dies, z. T. mit Einschränkungen in der Motivation, auf. 4 von 10 haben eine Tendenz zu gesundheitsriskanten Verhaltensweisen und verfügen nicht über ausreichende Ressourcen.

Die Studie beschäftigte sich daher mit den persönlichen Ressourcen, die Auszubildende benötigen, um ihre beruflichen Anforderungen zu bewältigen. Zum Einsatz ist das Manual AVEM gekommen. Dieses berücksichtigt zum einen die persönlichkeitsspezifische Art der Bewältigung beruflicher Anforderungen in Form übersteigender Verausgabungsbereitschaft und Wettbewerbshaltung und zum anderen ressourcenorientierte Aspekte aus Sicht der Salutogenese. Das Testverfahren ermöglicht die Bestimmung der Zuordnungswahrscheinlichkeit zu einem von 4 Mustern und lässt die Erstellung eines mehrdimensionalen Profils aus 11 Dimensionen und 3 Merkmalsbereichen zu. Die Muster G und S erlauben Aussagen über gesundheitsförderliche, die Muster A und B über gesundheitsriskante Verhaltensweisen (vgl. Schaarschmidt und Fischer 2008, S. 16–17). Zudem können Rückschlüsse auf die Motivation gezogen werden. Hierfür wurde ergänzend ein Fragebogen zur Motivation in der Ausbildung eingesetzt.

Die Pflegeausbildung findet vor dem Hintergrund der Rahmenbedingungen und Anforderungen des Pflegeberufes statt. Die beruflichen Anforderungen der Auszubildenden liegen in den Lernorten Theorie und Praxis. In der Vergangenheit wurden vor allem einzelne Bereiche der beiden Lernorte, wie die Anleitungssituation, die Motivation oder der Berufsausstieg, untersucht. Der Arbeitsalltag der Auszubildenden ist durch Zeitmangel, einer hohen Arbeitsdichte, wechselnden Diensten und einer ausgeprägten Anpassungsbereitschaft auf neue Kollegen, Patienten, Bewohner und Aufgabenbereiche gekennzeichnet. Häufig sind auch ungünstige Einstellungen und Haltungen in Form von überhöhten Erwartungshaltungen und Ansprüchen an sich selbst oder dem zu erlernenden Beruf anzutreffen. (vgl. Regetsching 2003, S. 342 ff.)

Diese Bedingungen können zu Motivationsverlust, Resignation und Interessenlosigkeit führen, was sich über den Ausbildungsverlauf in den AVEM Mustern niederschlägt. Zur Erhaltung der eigenen Gesundheit werden verschiedene Ressourcen eingesetzt, die sich im Ausbildungsverlauf verändern und ggfs. erlernt werden können, um ausbildungsbedingte Anforderungen zu bewältigen. Die Beanspruchungssituation der Auszubildenden fällt durch einen hohen Muster G Anteil positiver aus, als dies zu erwarten war. Grund hierfür ist das offensive, problemzugewandte und optimistische Verhalten gegenüber Anforderungen der Ausbildung, das mit einer ausgeprägten Selbstwirksamkeit einhergeht. Zu diesem Gesamtbild trägt auch der im Ausbildungsverlauf sinkende Anteil der Risikomuster bei. Dennoch geben die Risikomuster, allen voran das über die gesamte Ausbildung stabil bleibende Muster B, Hinweise auf überfordernde Verhältnisse, die mit Motivationsdefiziten und resignierenden Verhalten einhergehen können.

Vor allem Motivations- und Identifikationsprobleme sowie Einschränkungen bei der Arbeitszufriedenheit, die noch keinen Burnout-Charakter haben, finden in den Mustern und in der Kombination mit den Fragen zur Motivation ihren Ausdruck. (vgl. Fischer 2006, S. 8) Hierfür steht stellvertretend das Muster S, das sich im Ausbildungsverlauf nahezu verdreifacht hat.

Die z. T. schwierigen Rahmenbedingungen im Pflegeberuf und in der Pflegeausbildung sind nicht kurzfristig veränderbar. Haltungen und Einstellungen die gesundheitsförderlich sind, können jedoch bereits zu einem frühen Zeitpunkt in der Ausbildung angesprochen und vermittelt werden um die gesundheitliche Situation zu verbessern. (vgl. Peters 2013, S. 1) Sie stellen eine wichtige Ressource für die Erreichung der Ausbildungsziele und für das weitere Berufsleben der Auszubildenden dar.

6.1 Ausblick

Die gesammelten Ergebnisse lassen einen erhöhten Handlungs- und Veränderungsbedarf erkennen. Um die Gesundheit von Auszubildenden nachhaltig zu fördern und sie auf die vielfältigen Anforderungen des Berufes vorzubereiten erscheint es notwendig, schon innerhalb der Ausbildung Veränderungen einzuleiten, die zum einen den einzelnen Auszubildenden stärken und zum anderen die Arbeitsumgebung bzw. die Rahmenbedingungen positiv beeinflussen. Hierbei kommt dem Führen und Leiten von Personen, die sich in der beruflichen Entwicklung befinden, ein besonderer Stellenwert zu. Vor allem bei der Einflussnahme auf die Motivation, die im AVEM durch den Merkmalsbereich „Arbeitsengagement" gekennzeichnet ist, lassen sich Entwicklungspotenziale erkennen. Die soziale Unterstützung kann weiter verbessert und Auszubildende für einen offenen Umgang mit Problemen sensibilisiert werden. Welche konkreten Maßnahmen einen positiven Einfluss auf die Leistungsfähigkeit und die Gesundheit der Auszubildenden haben, kann in zukünftigen Befragungen oder Interventionsstudien beleuchtet werden.

Hierfür bietet sich zukünftig ein verändertes Forschungsdesign an. Um weitere Erkenntnisse zu gewinnen erscheint es sinnvoll, Längsschnittstudien mit mehreren Erhebungszeitpunkten durchzuführen, die die gesamte dreijährige Ausbildung und beide Lernorte abdecken und sowohl quantitative als auch qualitative Forschungsmethoden im Rahmen der Triangulation mit einbeziehen. So können verlaufstypische Veränderungen der AVEM Muster oder einzelner Merkmale deutlicher abgebildet und die Belastungen der Auszubildenden individueller berücksichtigt werden.

Es zeichnet sich ab, dass es für die Auszubildenden eine Herausforderung darstellt, die komplexen und z. T. widersprüchlichen Anforderungen der Ausbildung und des Pflegeberufes, mit den ihnen zur Verfügung stehenden Ressourcen zu bewältigen und dabei die eigene Gesundheit und Motivation aufrecht zu erhalten.

Auf der Basis einer gut funktionierenden Lernortkooperation, dem Aufgreifen und Ansprechen schwieriger Situationen und einer individuellen Begleitung und Förderung der Auszubildenden, kann trotz schwieriger Rahmenbedingungen der Grundstein für eine gesunde und motivierende berufliche Zukunft in der Pflege gelegt werden.

Literaturverzeichnis

Antonovsky, Aaron (1987): Unraveling the mystery of health. How people manage stress and stay well. 1. ed. San Francisco: Jossey-Bass (The Jossey-Bass health series).

Aster-Schenck, Ingrid-Ursula; Schuler, Michael; Fischer, Martin R.; Neuderth, Silke (2010): Psychosoziale Ressourcen und Risikomuster für Burnout bei Medizinstudenten. Querschnittstudie und Bedürfnisanalyse Präventiver Curricularer Angebote. In: *Zeitschrift für Medizinische Ausbildung* 27 (4).

Atkinson, John William (1975): Einführung in die Motivationsforschung. 1. Auflage. Stuttgart: Klett Verlag.

Balzer, Sabine (2009): (Aus-) Bildung in der Gesundheits-und Krankenpflege-Reflektion auf der Grundlage des fachdidaktischen Strukturgitters von Greb. In: Sabine Balzer und Benjamin Kühme (Hg.): Anpassung und Selbstbestimmung in der Pflege. Studien zum (Aus-) Bildungserleben von Pflegeschüler/Innen. Frankfurt am Main: Mabuse Verlag (Mabuse-Verlag Wissenschaft, 110).

Bamberg, Eva; Keller, Monika; Wohlert, Claudia; Zeh, Annett (2006): BGW-Stresskonzept. Das arbeitspsychologische Stressmodell. Hamburg: BGW (BGW-Forschung).

Barbian, Wibke; van de Loo, Christoph (2011): „Und dann war es vorbei!". Beweggründe für den Ausbildungsabbruch in der Gesundheits- und Krankenpflege bzw. Gesundheits- und Kinderkrankenpflege. 1. Auflage. München: Akademische Verlagsgemeinschaft München.

Barion, Sandra (2017): Überlastung in der Gesundheits- und Krankenpflegeausbildung. Unterstützungsmöglichkeiten durch Lehrende. 1. Auflage. Hamburg: Diplomica Verlag.

Becker, Florian (2019): Leistungsmotivation: Mc Clellands Motivationstheorien. Hg. v. WPGS. Online verfügbar unter https://wpgs.de/fachtexte/motivation/leistungsmotivation-mcclelland-motivationstheorien/, zuletzt geprüft am 19.11.2019.

Becker, Peter (1992): Seelische Gesundheit als protektive Persönlichkeitseigenschaft. In: *Zeitschrift für klinische Psychologie* 21 (1), S. 64–75.

Becker, Peter (2003): Anforderungs-Ressourcen-Modell in der Gesundheitsförderung. In: Peter Franzkowiak (Hg.): Leitbegriffe der Gesundheitsförderung. Glossar zu Konzepten, Strategien und Methoden der Gesundheitsförderung. 4. erweiterte und überarbeitete Auflage. Schwabenheim / Selz: Sabo Verlag (Reihe „Blickpunkt Gesundheit", 6), S. 13–15.

Becker, Peter (2006): Gesundheit durch Bedürfnisbefriedigung. Göttingen: Hogrefe Verlag.

Becker, Wolfgang (1999): Altenpflege – Eine Arbeit wie jede andere? Ein Beruf fürs Leben? In: *Pflegepädagogik* 1999 (1), S. 4–11.

Bengel, Jürgen; Strittmatter, Regine; Willmann, Hildegard (2001): Was erhält Menschen gesund? Antonovskys Modell der Salutogenese – Diskussionsstand und Stellenwert. Eine Expertise. Erweiterte Neuauflage. Köln: BZgA (Forschung und Praxis der Gesundheitsförderung, 6). Online verfügbar unter http://www.bzga.de/infomaterialien/forschung-und-praxis-der-gesundheitsfoerderung/band-06-was-erhaelt-menschen-gesund-antonovskys-modell-der-salutogenese/, zuletzt geprüft am 01.12.2019.

BIBB / BAuA (Hg.) (2012): Factsheet 10. Arbeit in der Pflege – Arbeit am Limit? Arbeitsbedingungen in der Pflegebranche. Bundesanstalt für Arbeitsschutz und Arbeitsmedizin. Online verfügbar unter https://www.baua.de/DE/Angebote/Publikationen/Fakten/BIBB-BAuA-10.html, zuletzt geprüft am 12.12.2019.

Blümel, Stephan (2011): Systemisches Anforderungs-Ressourcen-Modell in der Gesundheitsförderung. In: Stephan Blümel (Hg.): Leitbegriffe der Gesundheitsförderung und Prävention. Glossar zu Konzepten, Strategien und Methoden. Neuausgabe. Gamburg: Verlag für Gesundheitsförderung, S. 560–563.

Brandstätter, Veronika; Schüler, Julia; Puca, Rosa Maria; Lozo, Ljubica (2018): Motivation und Emotion. Allgemeine Psychologie für Bachelor. Berlin: Springer Verlag (Springer-Lehrbuch).

DBfK (Hg.) (2019): Informationen zum Pflegeberufegesetz. Wissenswertes, Tipps und Empfehlungen zur Bildungsreform für die Pflegeberufe. Online verfügbar unter https://www.dbfk.de/media/docs/download/Allgemein/Informationen-zum-Pflegeberufegesetz-2019.pdf, zuletzt geprüft am 03.01.2020.

Dielmann, Gerd; Gembus, Mario; Pommier, Delphine; Wehrheim, Melanie (Hg.) (2016): Ausbildungsreport Pflegeberufe 2015. Studie. Berlin: ver.di. Online verfügbar unter http://jugend.dgb.de/++co++25e23860-f717-11e5-a09b-525400808b5c/Ausbildungsreport-Pflegeberufe-2015-der-verdi-Jugend.pdf, zuletzt geprüft am 01.12.2019.

Engelkamp, Gundula (2002): Beanspruchung und Belastung der Altenpflege bereits im Ausbildungsstadium? Eine prospektive Studie mit Altenpflegeschülerinnen und -schülern. Dissertation. Aachen: Shaker (Berichte aus der Psychologie).

Felfe, Jörg (2012): Hamburger Führungsmotivationsinventar. FÜMO – Manual. Göttingen: Hogrefe Verlag.

Fischer, Andreas W. (2006): Beanspruchungsmuster im Pflegeberuf. Eine Studie an österreichischem Pflegepersonal im Schnittpunkt von persönlichkeits-, gesundheits- und arbeitspsychologischem Herangehen. Dissertation. 1. Auflage. Humanwissenschaftliche Fakultät Potsdam. Online verfügbar unter http://opus.kobv.de/ubp/volltexte/2006/776/pdf/fischer_diss.pdf, zuletzt geprüft am 01.12.2019.

Frackmann, Margit; Schlottau, Walter; Schwichtenberg, Ulrich (1994): Motivation in der Ausbildung zu lebenslangem Lernen. Neuauflage. Bielefeld: Bertelsmann Verlag (Seminarkonzepte zur Ausbilderförderung).

Franke, Alexa (2006): Modelle von Gesundheit und Krankheit. Bern: Huber Verlag (Programmbereich Gesundheit).

Franzkowiak, Peter; Franke, Alexa (2011): Stress und Stressbewältigung. In: Stephan Blümel (Hg.): Leitbegriffe der Gesundheitsförderung und Prävention. Glossar zu Konzepten, Strategien und Methoden. Neuausgabe. Gamburg: Verlag für Gesundheitsförderung, S. 543–550.

Friedman, Meyer; Rosenman, Ray H. (1975): Der A-Typ und der B-Typ. 1. Auflage. Reinbek: Rowohlt Verlag.

Grabbe, Yvonne; Nolting, Hans-Dieter; Loos, Stefan (2005): DAK-BGW Gesundheitsreport 2005 Stationäre Krankenpflege. Arbeitsbedingungen und Gesundheit von Pflegenden in Einrichtungen der stationären Krankenpflege in Deutschland vor dem Hintergrund des sich wandelnden Gesundheitssystems. Hamburg. Online verfügbar unter http://epub.sub.uni-hamburg.de/epub/volltexte/2013/24481/pdf/Gesundheitsreport_statioaenre_Krankenpflege_2005.pdf.

Grothe, Frank (2015): Gesundheitsverhalten psychiatrisch Pflegender. Eine standardisierte schriftliche Befragung von Teilnehmern der Fachweiterbildung Psychiatrie. KatHo, Köln.

Haeberlin, Friedrich (1986): Weiterbildungsmotivation. In: Werner Sarges und Reiner Fricke (Hg.): Psychologie für die Erwachsenenbildung, Weiterbildung. Ein Handbuch in Grundbegriffen. Literaturangaben. Göttingen: Hogrefe Verlag, S. 589–596.

Hallström, Ingrid (2004): AUVA-Präventionsprojekt PFLEGEfit. Hg. v. AUVA – Abteilung für Unfallverhütung und Berufskrankheitenbekämpfung. Wien (Sichere Arbeit). Online verfügbar unter http://www.scheibenpflug.at/pflegefit.pdf, zuletzt geprüft am 01.09.2019.

Hasselhorn, Hans-Martin (2005): Berufsausstieg bei Pflegepersonal. Arbeitsbedingungen und beabsichtigter Berufsausstieg bei Pflegepersonal in Deutschland und Europa. Bremerhaven: Wirtschaftsverlag NW Verlag für Neue Wissenschaft (Schriftenreihe der Bundesanstalt für Arbeitsschutz und Arbeitsmedizin, Übersetzung, 15).

Heckhausen, Heinz (1989): Motivation und Handeln. 2. völlig überarbeitete Auflage. Berlin: Springer Verlag (Springer-Lehrbuch).

Heckhausen, Heinz; Rheinberg, Falko (Hg.) (1980): Unterrichtswissenschaft. Sonderdruck. Wiesbaden: Unterrichtswissenschaft 8 (Zeitschrift für Lernforschung).

Heuft, Gereon; Fiedler, Rolf G.; Ranft, Andreas; Greitemann, Bernhard (2005): Arbeitsmotivation – Diagnostikinstrumente und ihre Relevanz in der Patientenversorgung - Zum Stand arbeitsbezogener Motivationsdiagnostik. In: *Psychotherapie, Psychosomatik, medizinische Psychologie* 55 (11), S. 469–475.

Hien, Wolfgang; Funk, Gudrun (2009): Pflegen bis 67? Die gesundheitliche Situation älterer Pflegekräfte. Frankfurt am Main: Mabuse-Verlag.

Huber, Katrin (2014): Zusammenhänge zwischen Persönlichkeit, Stresserleben und Gesundheitsverhalten. Eine empirische Studie mit Studierenden. Bachelorarbeit. Universität Koblenz-Landau. Online verfügbar unter https://www.drsatow.de/tests/persoenlichkeitstest/2014_Persoenlichkeit_Stresserleben_Gesundheitsverhalten_Huber.pdf, zuletzt geprüft am 18.11.2019.

Isfort, Michael; Weidner, Frank (2010): Pflege-Thermometer 2009. Eine bundesweite Befragung von Pflegekräften zur Situation der Pflege und Patientenversorgung im Krankenhaus. Köln: dip. Online verfügbar unter http://www.dip.de/fileadmin/data/pdf/material/dip_Pflege-Thermometer_2009.pdf, zuletzt geprüft am 28.11.2019.

Joiko, Karin; Schmauder, Martin; Wolff, Gertrud (2010): Psychische Belastung und Beanspruchung im Berufsleben. Erkennen – gestalten. 5. Auflage. Dortmund: Baua.

Literaturverzeichnis

Karasek, Robert A. (1979): Job Demands, Job Decision Latitude and Mental Strain. Implications for Job Redesign. In: *Administrative Science Quarterly* 24 (2), S. 285.

Kirchler, Erich; Walenta, Christa (2010): Motivation. 1. Auflage. Wien: Facultas Verlag (UTB, Psychologie).

Köllner, Volker (2017): Berufsbezogene psychosomatische Rehabilitation für Pflegeberufe. ResearchGate. Online verfügbar unter https://www.researchgate.net/publication/322132858_Kollner_Berufsbezogene_psychosomatische_Rehabilitation_fur_Pflegeberufe_Berufsbezogene_psychosomatische_Rehabilitation_fur_Pflegeberufe, zuletzt geprüft am 28.07.2019.

Kuckeland, Heidi (2007): Das Anforderungs - Ressourcen - Modell. Ein Vorschlag zur unterrichtlichen Umsetzung. In: *Prodos Verlag* 12 (1), S. 39–45.

Kuhnert, Saskia (2010): Burnout bei Altenpflegekräften. Prävalenz, Ursachen und Interventionsansätze. In: Albert Nienhaus (Hg.): Gefährdungsprofile. Unfälle und arbeitsbedingte Erkrankungen in Gesundheitsdienst und Wohlfahrtspflege. 2. erweiterte Auflage. Landsberg: ecomed (ecomed Medizin), S. 129–160.

Kulbe, Annette (2001): Grundwissen Psychologie, Soziologie, Pädagogik. Lehrbuch für Krankenpflegeberufe. 1. Auflage. Stuttgart: Kohlhammer (Kohlhammer Pflege).

Lazarus, Richard S.; Folkman, Susan (1984): Stress, appraisal and coping. New York: Springer Verlag.

Lück, Marcel; Hünefeld, Lena; Brenscheidt, Simone; Bödefeld, Meike; Hünefeld, Anja (2019): Grundauswertung der BIBB/BAuA-Erwerbstätigenbefragung 2018. Vergleich zur Grundauswertung 2006 und 2012. 1. Auflage. Dortmund: Bundesanstalt für Arbeitsschutz und Arbeitsmedizin.

Maslach, Christina; Leiter, Michael P. (2001): Die Wahrheit über Burnout. Stress am Arbeitsplatz und was Sie dagegen tun können. Wien, New York: Springer Verlag.

Maslow, Abraham Harold (1981): Motivation und Persönlichkeit. 15. Auflage: Rohwolt Taschenbuch Verlag.

Nawrath, Carola (2005): Psychische Belastungen und Beanspruchungen. In: Psychische Belastungen am Arbeits- und Ausbildungsplatz – ein Handbuch. Phänomene, Ursachen, Prävention. Ausgabe April 2005. München (GUV-Informationen, GUV-I 8628), S. 11–16. Online verfügbar unter https://www.kuvb.de/fileadmin/daten/dokumente/GBI/Gesundheitsdienst/GUV-I_8628.pdf, zuletzt geprüft am 19.11.2019.

Nerdinger, Friedemann W.; Blickle, Gerhard; Schaper, Niclas (2014): Arbeits- und Organisationspsychologie. Heidelberg: Verlag Springer (Springer Lehrbuch).

Oetting, Manfred (2012): Einsatz von AVEM im betrieblichen Gesundheitsmanagement. Gesundheitspsychologie Schwerpunkt – „Betriebliches Gesundheitsmanagement". Berufsverband Deutscher Psycholoinnen und Psychologen. Hamburg. Online verfügbar unter http://www.bdp-gus.de/aktuell/rg-hh-2012-02-Vortrag_Oetting.pdf, zuletzt geprüft am 05.12.2019.

Petermann, Franz; Achtergarde, Sandra; Lohbeck, Annette (2015): Fragebogen zur Leistungsmotivation für Schüler der 7. bis 13. Klasse. (FLM 7–13); Manual. 2. veränderte und erweiterte Auflage. Frankfurt am Main: Verlag Pearson Assessment & Information.

Peters, Jürgen (2013): Arbeitsbezogene Verhaltens- und Erlebensmuster von Waldorflehrern im Zusammenhang mit Arbeitsbelastung und Berufszufriedenhei. Eine empirische Untersuchung. Dissertation. Alanus Hochschule für Kunst und Gesellschaft, Alfter. Online verfügbar unter https://www.alanus.edu/fileadmin/user_upload/Publikationen/Bildungswissenschaft/Dissertation_Peters__Arbeitsbezogene_Verhaltensmuster.pdf, zuletzt geprüft am 16.12.2019.

Literaturverzeichnis

Porst, Rolf (2014): Fragebogen. Ein Arbeitsbuch. 4. erweiterte Auflage. Wiesbaden: Verlag Springer (Lehrbuch).

Regetsching, Annemarie (2003): Die Praxis ist dann ganz anders. Motivationsreduzierende Faktoren während der Ausbildung. In: *Die Schwester, der Pfleger : die Fachzeitschrift für Pflegeberufe* 2003 (5), S. 342–344.

Reichel, Corinna; Becker, Nicolas; Knopp, Christine (2010): Zusammenhang arbeitsbezogener Verhaltens- und Erlebensmuster mit der Motivation für die Wahl des Lehramtsstudiums bei Studienanfängern. Universität des Saarlandes. Jena. Online verfügbar unter https://www.uni-saarland.de/fileadmin/user_upload/Professoren/fr51_ProfBruenken/Sios-L/Reichl_et_al_Arbeitsbezogene_Erlebens_und_Verhaltensmuster_und_Berufswahlmotive_bei_Lehramtsstudierenden.pdf, zuletzt geprüft am 26.11.2019.

Rheinberg, Falko (1988): Paradoxe Effekte von Lob und Tadel. In: *Zeitschrift für Pädagogische Psychologie* (4), S. 223–226.

Rheinberg, Falko (2004): Motivationsdiagnostik. Göttingen: Hogrefe Verlag (Kompendien psychologische Diagnostik, 5).

Rheinberg, Falko; von Salisch, Maria; Selg, Herbert (2004): Motivation. 5. überarbeitete und erweiterte Auflage. Stuttgart: Kohlhammer Verlag.

Richter, Gabriele (2000): Psychische Belastung und Beanspruchung. Stress, psychische Ermüdung, Monotonie, psychische Sättigung. 3. überarbeitete Auflage. Dortmund / Berlin, zuletzt geprüft am 05.12.2019.

Richter, Gabriele (2010): Toolbox Version 1.2. Instrumente zur Erfassung psychischer Belastungen ; Forschung Projekt F 1965. Dortmund: Bundesanstalt für Arbeitsschutz und Arbeitsmedizin.

Ritter-Lempp, Katharina (2013): Prävention in der Altenpflegeausbildung. Die Entwicklung und Evaluation eines modularen Präventionsprogramms zur Integration in die Altenpflegeausbildung. Dresden. Online verfügbar unter http://www.zags-dresden.de/dateien/ForschungLehrberufe/zusammenfassung_diss_ritter-lempp_2013.pdf, zuletzt geprüft am 10.12.2019.

Robbins, Stephen P. (1998): Organizational behavior. Concepts, controversies, applications. 8. Auflage. New York: Verlag Prentice-Hall.

Rohmert, Walter; Rutenfranz, Joseph (1975): Arbeitswissenschaftliche Beurteilung der Belastung und Beanspruchung an unterschiedlichen industriellen Arbeitsplätzen. Bonn.

Röhrig, Sindy; Reiners-Kröncke, Werner (2003): Burnout in der sozialen Arbeit. Augsburg: ZIEL, Zentrum für Interdisziplinäres Erfahrungsorientiertes Lernen (Hochschulschriften).

Ruschel, Adalbert (1999): Arbeits- und Berufspädagogik für Ausbilder in Handlungsfeldern. 1. Auflage. Ludwigshafen: Friedrich Kiehl Verlag.

Ruschel, Adalbert (2012a): Einfluss der Motivation auf das Lernvermögen. In: *Forum Ausbildung* 6 (1), S. 2–3.

Ruschel, Adalbert (2012b): Motive und Motivation in der beruflichen Ausbildung. In: *Forum Ausbildung* 6 (1), S. 8–12.

Schaarschmidt, Uwe (2005): Potsdamer Lehrerstudie - Anliegen und Konzepte. In: Uwe Schaarschmidt (Hg.): Halbtagsjobber? Psychische Gesundheit im Lehrerberuf – Analyse eines veränderungsbedürftigen Zustandes. 2. Auflage. Weinheim: Beltz Verlag (Beltz-Pädagogik), S. 15–40.

Schaarschmidt, Uwe (2012): Burnout als Muster arbeitsbezogenen Verhaltens und Erlebens (2). Online verfügbar unter www.boeckler.de/pdf/v_2012_05_14_uwe_schaarschmidt2.pdf, zuletzt geprüft am 01.12.2019.

Schaarschmidt, Uwe; Fischer, Andreas W. (2008): Arbeitsbezogenes Verhaltens- und Erlebensmuster. AVEM (Standardform), AVEM-44 (Kurzform); Manual. 3. überarbeitete und erweiterte Auflage. London: Verlag Pearson.

Schaarschmidt, Uwe; Fischer, Andreas W. (2009): AVEM. Auswertungsprogramm (DVD). Version 3. London: AltaSoft.

Schiffer, Bettina (2015): Ausbildungserfolg in der Pflege – Untersuchung eines multidimensionalen Konstrukts unter Anwendung der Anforderungsanalyse in einer Ausbildungsstätte. Vallendar: Philosophisch-Theologische Hochschule Vallendar. Online verfügbar unter https://kidoks.bsz-bw.de/frontdoor/deliver/index/docId/412/file/Diss_fin_150128.pdf, zuletzt geprüft am 08.10.2019.

Schmidbauer, Wolfgang (2002): Helfersyndrom und Burnout-Gefahr. 1. Auflage. München, Jena: Verlag Urban & Fischer.

Schmidt, Brinja (2015): Burnout in der Pflege. Risikofaktoren – Hintergründe – Selbsteinschätzung. 2. erweiterte und überarbeitete Auflage. Stuttgart: Kohlhammer Verlag (Pflegepraxis).

Schulz, M.; Damkröger, A.; Voltmer, E.; Löwe, B.; Driessen, M.; Ward, M.; Wingenfeld, K. (2011): Work-related behaviour and experience pattern in nurses. Impact on physical and mental health. In: *Journal of psychiatric and mental health nursing* 18 (5), S. 411–417.

Schulz, Peter; Becker, Peter; Schlotz, Wolff (2004): TICS. Trierer Inventar zum chronischen Stress : Manual. Göttingen: Hogrefe Verlag.

Seeliger, M; Strobel, G. (2009): Qualität der Pflegeausbildung an Pflegeschulen. Schwerpunkt praktische Ausbildung. Fachhochschule Ludwigshafen. Online verfügbar unter www.lag-bawue.net/mit_glieder/dokumente/sonstiges/seeliger- strobel_forschungsbericht.pdf, zuletzt aktualisiert am 08.09.2019.

Seiboth, Fanny (2016): Psychische Belastung und Gesundheit von Lehrkräften im Raum Magdeburg. Ein Altersgruppenvergleich. Magdeburg: Universitätsbibliothek. Online verfügbar unter https://d-nb.info/112452648X/34, zuletzt geprüft am 03.12.2019.

Selye, Hans (1976): The stress of life. Rev. ed. New York: McGraw-Hill.

Siegrist, Johannes (1996): Soziale Krisen und Gesundheit. Eine Theorie der Gesundheitsförderung am Beispiel von Herz-Kreislauf-Risiken im Erwerbsleben. Göttingen: Hogrefe Verlag (Gesundheitspsychologie 5).

Siegrist, Johannes (2005): Medizinische Soziologie. 6. neu bearbeitete und erweiterte Auflage. München, Jena: Elsevier Verlag.

Spieß, Erika (1998): Formen der Kooperation. Einführung. In: Erika Spieß (Hg.): Formen der Kooperation. Bedingungen und Perspektiven. Göttingen: Verlag für Angewandte Psychologie (Schriftenreihe Wirtschaftspsychologie), S. 9–18.

Tergeist, Gabriele (2015): Führen und leiten in sozialen Einrichtungen. Köln: Balance Buch und Medien-Verlag (Balance Beruf).

Thiele, Anne (2017): Entstehung von Belastungen bei Auszubildenden in der Gesundheits- und Krankenpflege während der praktischen Einsätze. Eine qualitative Untersuchung mit dem Grounded-Theory-Ansatz. Problemaufriss. Hg. v. Bildungszentrum für Gesundheitsberufe Magdeburg. Online verfügbar unter https://www.bildungszentrum-gesundheitsberufe.de/assets/Belastungen-von-Auszubildenden-Anne-Thiele.pdf, zuletzt aktualisiert am 26.08.2019.

Veit, Annegret (1996): Motive der Berufswahl und Erwartungen an den Beruf bei Auszubildenden in der Krankenpflege. In: *Pflege* 1996 (1), S. 61–71.

Voltmer, Edgar; Wingenfeld, Katja; Spahn, Claudia; Driessen, Martin; Schulz, Michael (2013): Work-related behaviour and experience patterns of nurses in different professional stages and settings compared to physicians in Germany. In: *International Journal of Mental Health Nursing* 22 (2), S. 180–189.

Weidner, Frank (2002): Pflege-Thermometer 2002. In: *Neue Caritas* 103 (15), S. 9–23.

Weimer, Stefanie; Pöll, Maureen (2012): Burnout – ein Behandlungsmanual. Baukastenmodul für Einzeltherapie und Gruppen, Klinik und Praxis. Stuttgart: Klett-Cotta Verlag.

Wesselborg, Bärbel (2017): Lehrergesundheit im Zusammenhang mit Lehrer-Schüler-Beziehungen. Zentrale Befunde und Perspektiven für die Forschung. In: Ulrike Weyland und Karin Reiber (Hg.): Entwicklungen und Perspektiven in den Gesundheitsberufen. aktuelle Handlungs- und Forschungsfelder. Bonn, S. 247–267.

Wolf, Daniel (2016): Arbeitsbezogenes Verhaltens- und Erlebensmuster (AVEM). 3. überarbeitete und erweiterte Auflage. In: *Report Psychologie* 12 (41), S. 451–452. Online verfügbar unter www.bdp-verband.de/binaries/content/assets/beruf/testrezensionen/avem.pdf, zuletzt geprüft am 03.12.2019.